T0269123

Voedsel en voeding: Zin en onzin

Voedsel en voeding: Zin en onzin

Pieter Walstra
Martinus van Boekel

Wageningen Universiteit

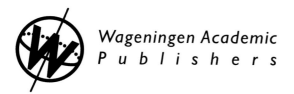

ISBN: 978-90-8686-009-8

Eerste druk, 2006
Tweede druk, 2007

Wageningen Academic Publishers
Nederland, 2007

VOORWOORD

We willen in dit boek een beknopt overzicht geven van de meeste aspecten die van belang zijn voor het voeden van de mens. Dit betreft onder meer: de productie van voedsel en de weg die het aflegt 'van grond tot mond'; allerlei eigenschappen van levensmiddelen zoals herkomst, samenstelling en structuur, maar ook kwaliteitsaspecten zoals smaak, houdbaarheid, en gebruiksgemak; de relaties tussen voeding en gezondheid, inbegrepen voedselveiligheid; iets over de industriële bewerking van voedsel en de consequenties daarvan; en interacties tussen economische en andere maatschappelijke omstandigheden enerzijds en de voedselvoorziening anderzijds. Het gaat er ons vooral om feiten van veronderstellingen te scheiden, want telkens weer blijkt dat er erg veel misverstand bestaat over de productie en de kwaliteiten van voedsel en voeding.

Behalve in een historisch overzicht wordt weinig gezegd over de primaire productie, dat wil zeggen akkerbouw, veeteelt, tuinbouw en visserij. Die materie is erg veelomvattend en zou vragen om een ander – en veel dikker – boek. Veel van wat besproken wordt is algemeen geldig, maar in het algemeen worden voorbeelden gegeven die passen op de Nederlandse situatie, vooral als we kijken naar maatschappelijke gevolgen. Een enkele maal wordt ingegaan op internationale aspecten.

De lezers van dit boek zullen waarschijnlijk heel verschillende achtergronden hebben. Dit brengt mee dat hun basiskennis sterk uiteen kan lopen. Daarom zullen enkele belangrijke elementaire aspecten, bijvoorbeeld over chemie of bacteriologie, kort worden behandeld. Voor andere lezers zal dat overbodig zijn.

Verschillende (oud)collega's zijn zo vriendelijk geweest om stukken van het manuscript te lezen en te bekritiseren en ons verdere informatie te leveren. We noemen in de eerste plaats Frans Rombouts, die het hele manuscript heeft bestudeerd en die behalve kritische ook stimulerende opmerkingen maakte. Verder noemen we Rob Hamer, Jan Kooijman, Jan Kroeze, Arie Oskam, Ivonne Rietjens, Huub Savelkoul, Wija van Staveren en Wim de Wit. Hun hulp heeft wezenlijk bijgedragen aan de kwaliteit van het boek en we zijn ze daarvoor heel dankbaar. Ook dank aan Yvette Tournier die allerlei gegevens heeft verzameld.

Wageningen, mei 2006

Pieter Walstra
Martinus van Boekel

INHOUDSOPGAVE

1 INLEIDING

Waarom dit boek?

Mensen zijn sterk betrokken bij wat ze eten en ze willen er dan ook van alles over weten. Bijvoorbeeld: hoe lekker is het, is het goed voor mijn gezondheid, kun je er vlug en gemakkelijk een maaltijd mee bereiden, wat kost het? Er wordt dan ook erg veel aandacht aan besteed in de 'media' – televisie, kranten, tijdschriften – in de reclame en in allerlei boeken. Nu gaat een flink deel hiervan over culinaire aspecten, zoals recepten en wat er nog meer in kookboeken staat. Maar ook allerlei andere zaken komen aan de orde, bijvoorbeeld als er zich een zogenaamd voedselschandaal voordoet, dat wil zeggen een mogelijk probleem met de voedselveiligheid. In 2004 was er bijvoorbeeld sprake van met dioxinen besmette kip, wat heel veel commotie gaf en veel geld heeft gekost, zonder dat iemand te veel dioxine binnen heeft gekregen. Of de belangrijke vraag hoe word en blijf ik slank? En dan zijn er steeds weer nieuwe ideeën over wat een gezonde voeding is, soms uitgroeiend tot een hype; denk bijvoorbeeld aan het Atkins-dieet. Een heel ander punt betreft de milieuaspecten van de voedselvoorziening. Ook wordt nogal wat gepraat over de – vaak vermeende – gevaren van 'chemische' toevoegstoffen in het voedsel, of van genetische manipulatie van voedselgewassen (Engelse activisten spreken dan van "Frankenstein food").

Meestal veroorzaakt al die aandacht meer verwarring dan begrip. Dat komt onder meer door de uiteenlopende belangen die verschillende groeperingen hebben: bijvoorbeeld consumenten, boeren, fabrikanten, supermarkten, en – niet te vergeten – verkopers van allerlei gezond-heidsvoedsel, afslankpreparaten, enz. Ze geven argumenten voor hun standpunt die vaak gebaseerd zijn op half begrepen wetenschappelijke kennis, of die gewoon uit de lucht zijn gegrepen. Met andere woorden, er worden veel illusies verkocht.

Maar de materie is wel heel ingewikkeld. Het betreft allerlei verschil-lende vakgebieden, bijvoorbeeld op het gebied van de voedingsleer, de voedselveiligheid en de technologie, en ook sociaal-economische factoren spelen een rol. Elk van die gebieden is op zichzelf al ingewikkeld genoeg en bovendien hangen ze samen met elkaar. In dit boek proberen we die verschillende aspecten uiteen te zetten en met elkaar in verband te brengen, en vooral om het kaf van het koren, ofwel zin van onzin, te scheiden.

Het is de auteurs opgevallen dat verscheidene mensen meer willen weten van deze dingen, gewoon uit belangstelling, of omdat ze zich min of meer bedreigd voelen: er gebeurt zo veel met ons voedsel waar ze geen zicht op hebben. Anderen zijn in hun opleiding of via hun werk betrokken bij de voedselvoorziening, de relatie tussen voeding en gezondheid, of verwante onderwerpen. Voor de hand liggende problemen betreffen dan bijvoorbeeld: de wijze waarop levensmiddelen worden gemaakt; hoe een bepaalde kwaliteit verkregen kan worden; of allerlei claims over gezond of ongezond voedsel waar zijn; welke dingen de veiligheid van voedsel beïnvloeden; wie het voor het zeggen heeft in de voedselvoorziening; enzovoort. Met andere woorden, er zijn heel wat vragen te stellen.

Fysiologische functies van voedsel

De belangrijkste vraag is eigenlijk waarvoor ons voedsel dient, waarvoor we het nodig hebben. Dat betreft verschillende fysiologische functies, die we als volgt kunnen onderscheiden.

Instandhouding. Om in leven te blijven moet je bloed onophoudelijk rondgepompt worden, moet je ademhalen, moet je je lichaam op temperatuur houden, moet je eten kauwen en verteren, enz. Voor al die dingen heb je voedsel nodig. Verder worden alle weefsels in ons lichaam voortdurend vernieuwd. Bij sommige weefsels gaat dat langzaam – voor botweefsel duurt het bijvoorbeeld verscheidene jaren – bij sommige andere enkele dagen. Bovendien is de voedingstoestand van groot belang voor de gezondheidstoestand, onder meer voor de afweer tegen besmettelijke ziekten.

Reproductie of, biologisch gezien, het in stand houden van de soort. Het moederlichaam zorgt voor groei en ontwikkeling van de vrucht in de baarmoeder en voor melk voor de baby. Daarom hebben aanstaande en zogende moeders extra voedsel nodig. Verder moet het kind natuurlijk groot worden en zonder voldoende en goed uitgebalanceerd voedsel is er onvoldoende groei van het lichaam en zijn organen.

Activiteiten. Het gaat hier vooral om spierarbeid en om activiteiten van het zenuwstelsel, wat denkarbeid omvat. Ons prestatieniveau kan dan ook sterk van de voeding afhangen.

Welbehagen. Met voedsel stillen we honger en dorst, wat ons welbehagen verhoogt. Ook kan het voedsel op andere wijze onze conditie beïnvloeden, bijvoorbeeld door de aanwezigheid van stimulerende stoffen, zoals alcohol. Verder verschaft de maaltijd culinair genot (als we het eten lekker vinden).

Andere, niet fysiologische functies komen verderop aan de orde.

Schadelijke effecten

Het eten van bepaald voedsel kan ook allerlei nadelige gevolgen hebben. Het kan slecht *bekomen*, bijvoorbeeld omdat je wat misselijk wordt of een kater krijgt; dat gaat meestal gauw weer over. Het voedsel kan schadelijk voor de *gezondheid* zijn, bijvoorbeeld als het ziekteverwekkende bacteriën of stoffen bevat. Meestal betreft het korte, snel genezende kwalen, maar soms ernstige of zelfs dodelijke ziekten. Het voedsel is dan *onveilig*, een situatie die met alle macht moet worden voorkómen.

Veel vaker is de voeding niet goed *gebalanceerd*, als ze te weinig van een belangrijke voedingstof bevat – bijvoorbeeld ijzer – of te veel van een bepaald bestanddeel – bijvoorbeeld suiker. Op den duur kan dat schadelijke gevolgen hebben. Te veel eten leidt tot vetzucht (obesitas), wat allerlei ongemakken geeft en wat op den duur ook niet bevorderlijk is voor de gezondheid. Problemen ten gevolge van een verkeerde voeding komen dus niet alleen in arme landen voor.

In ons land is er nu eigenlijk nooit *gebrek* aan voedsel, maar in verscheidene delen van de wereld wel. Dat is zeker schadelijk voor de gezondheid, ook al omdat de samenstelling van de voeding dan vaak verkeerd is. Tenslotte kan voedsel *misbruikt* worden onder omstandigheden waarbij het schaars is; in een strijd om macht of bezit wordt het voedsel vaak op een oneerlijke manier verdeeld. Een enkele keer hebben we zelfs te maken met 'bioterrorisme': voedsel met opzet vergiftigen met als doel bepaalde maatregelen af te dwingen of geld af te persen.

Voedselkeuze

De belangrijkste drijfveer van mensen om te gaan eten is meestal het stillen van honger. Voor velen is het culinaire genot haast even belangrijk. Dit laatste bepaalt vooral de voedselkeuze. Maar er is nog veel meer dat die keuze beïnvloedt. Ze hangt natuurlijk af van de beschikbaarheid en de prijs van de verschillende levensmiddelen. Bovendien spelen allerlei kwaliteitskenmerken van het product een rol, zoals het gebruiksgemak en de houdbaarheid. Voor veel mensen, maar zeker niet voor allen, is de *'gezondheid'* van het voedsel een erg belangrijke factor bij de voedselkeuze. Het gaat dan om een veronderstelling of overtuiging van wat goed en wat slecht voor de gezondheid van de eter is. Die meningen lopen sterk uiteen. Er zijn honderden boeken geschreven over 'gezond eten', en die zijn voor een heel groot deel onderling tegenstrijdig.

Bovendien hebben voedsel en eten (maaltijden) belangrijke *sociaalpsychologische functies*, en die kunnen veel invloed hebben op wat iemand wil eten. Hier volgen enkele belangrijke voorbeelden.

Gezamenlijk eten is voor de meeste mensen iets heel belangrijks. Het is gezellig en schept een *band in de groep*, meestal familieleden. Door anderen voor het eten uit te nodigen kun je de band daarmee versterken. De voedselkeuze kan daardoor sterk afhangen van wat er in de groep vanouds gegeten wordt en dat is sterk *cultureel* bepaald. Opvoeding en gewenning spelen een grote rol.

Mensen kunnen aan hun voedselkeuze een zekere *identiteit* ontlenen, waarin ze zich onderscheiden van mensen buiten de eigen kring. Zo wordt in vele religies van de gelovigen geëist dat ze bepaalde spijzen niet eten (die worden 'onrein' genoemd). Door je daar aan te houden geef je aan dat je dat geloof aanhangt. Een ander aspect is het verkrijgen van aanzien of status. Bijvoorbeeld laten zien dat je je duur eten kunt permitteren, of dat je een avontuurlijke kok bent of een echte wijnkenner.

De keuze kan ook gebaseerd zijn op een bepaalde *ideologie*. Sommige mensen hebben ernstig bezwaar tegen een bepaalde productiewijze van voedsel. Bekende voorbeelden zijn vegetarisch eten, waarbij men vaak het welzijn van dieren voorop stelt; of een voorkeur voor 'biologisch' geteelde levensmiddelen, gericht op 'duurzame' voedselproductie en sparing van het milieu. Ook politieke overwegingen kunnen een rol spelen; sommige mensen willen geen producten gebruiken die afkomstig zijn uit een land waar bepaalde bevolkingsgroepen worden onderdrukt.

Wat iemand uiteindelijk verkiest te eten is de *resultante* van de bovengenoemde en mogelijk andere factoren. Hoe de keus uitvalt en hoe de verschillende factoren elkaar beïnvloeden, loopt sterk uiteen. Daarbij moeten we bedenken dat mensen emotioneel betrokken zijn bij wat ze eten. Daarom zijn ze vaak slecht in staat om hun meningen met betrekking tot de voedselkeuze te veranderen. Deskundigen vinden die meningen vaak nogal irrationeel. Toch moet iedereen die levensmiddelen produceert of verkoopt, of voorlichting geeft aan consumenten, rekening houden met emotionele reacties.

Voedselvoorziening

Het zal duidelijk zijn dat het voor een maatschappij van levensbelang is dat alle mensen kunnen beschikken over *voldoende, goed voedsel*. Voldoende betekent dat het voedsel aanwezig is èn bereikbaar voor de consument. Dat laatste houdt onder meer in dat de prijs niet te hoog mag zijn. Bovendien mag het voedsel niet bederven of verloren gaan voor het gegeten kan worden, wat vooral in tropische landen een probleem kan zijn.

Het voedsel moet aan heel wat voorwaarden voldoen, wil het de kwalificatie *'goed'* verdienen. Het moet de fysiologische functies van voedsel kunnen vervullen. Het moet veilig zijn en ook verder niet schadelijk zijn voor de gezondheid. Het moet voldoen aan verscheidene kwaliteitseisen, zoals goed smaken, gemakkelijk te verwerken in de keuken, voldoende lang houdbaar zijn, enz. Tenslotte moet de consument vertrouwen hebben in de veiligheid en enkele andere kwaliteiten van het voedsel. Dit laatste is, zoals al aangeduid, sterk cultureel en emotioneel bepaald.

Om een goede voedselvoorziening te realiseren moet een groot aantal dingen gebeuren. De voornaamste worden hieronder genoemd.

Primaire productie van grondstoffen voor levensmiddelen, door landbouw, veeteelt en visserij. Naar schatting gebruikt de wereldbevolking deze producten in de verhouding 100 : 25 : 4. Aan de primaire productie gaat heel wat vooraf: land ontginnen, bewerken en bemesten; dieren fokken en doen opgroeien; boerderijen en vissersboten bouwen; enz. Verder moeten de primaire producten (bijv. tarwe, suikerbieten, melk) geoogst, bewaard en vervoerd worden. Een sterk toenemend deel van deze producten wordt geïmporteerd.

Verwerken tot levensmiddelen van de gewenste kwaliteit. Dit betreft vaak een serie ingrijpende bewerkingen.

Distributie. De levensmiddelen moeten de consument bereiken, wat een fijnmazig distributienetwerk vraagt en allerlei logistieke inspanningen (bijv. om bederf te voorkomen). Tegenwoordig spelen de supermarkten daar een hoofdrol in, maar ook restaurants en institutionele keukens.

Borging van veiligheid en kwaliteit van de levensmiddelen, in het algemeen door de gehele keten heen: 'van grond tot mond'.

Kennis. Het genereren, onder meer door wetenschappelijk onderzoek, en het verbreiden, door onderwijs en voorlichting, van de kennis die nodig is om het bovenstaande te realiseren en te verbeteren. Dit betreft onder meer: landbouwkunde (primaire productie); voedselwetenschappen (fabricage en eigenschappen van levensmiddelen); microbiologie en toxicologie (voedselveiligheid); sensoriek (wat bepaalt smaak en andere eeteigenschappen); en voedingsleer (vooral de relatie tussen voeding en gezondheid).

Overheid. De overheid dient de voorwaarden te scheppen die al het bovenstaande mogelijk maken. Dit betreft onder meer een landelijke infrastructuur die een efficiënte productie en distributie van voedsel mogelijk maakt. Het onder het vorige punt genoemde onderwijs en wetenschappelijk onderzoek is deels een overheidstaak. De overheid zorgt verder voor wetten en regels voor de veiligheid en de kwaliteit van levensmiddelen en voor de eerlijkheid in de handel; ook zorgt ze voor de controle daarop. Bovendien doet de overheid aan consumentenvoorlichting.

Enkele begrippen

Sommige termen kunnen gemakkelijk verwarring geven. Vooral het woord 'voeding' wordt in uiteenlopende betekenissen gebruikt. Wij zullen ons houden aan de volgende omschrijvingen.

Voedsel is alles wat bedoeld is om op te eten of te drinken. Voedsel bestaat uit een groot aantal afzonderlijke en verschillende *levensmiddelen.* Sommigen onderscheiden die in voedings- en genotmiddelen, waarbij de laatste vooral dienen om onze gemoedstoestand te beïnvloeden, meestal doordat ze stimulerende stoffen bevatten, zoals wijn, koffie en thee. *Voeding* is het totaal aan levensmiddelen dat iemand opeet en -drinkt; het kan uitgedrukt worden in de hoeveelheden per dag, per week, of per jaar. Het verschil tussen voedsel en voeding is wezenlijk als het over de relatie met gezondheid gaat. *Spijzen* zijn levensmiddelen die zodanig toebereid zijn – vaak gekookt – dat ze gereed zijn om te worden gegeten. Het woord *'eten'* kan zowel een zelfstandig naamwoord als een werkwoord zijn. In het eerste geval is het ongeveer synoniem met 'voedsel' of 'spijzen'. Wij zullen het vrijwel alleen als werkwoord gebruiken. Het woord *dieet* betekent voor ons een voorschrift om een bepaald voedingspatroon aan te houden (dus niet het Engelse 'diet', want dat betekent wat hierboven 'voeding' is genoemd).

2 HISTORISCHE ONTWIKKELING

Een groot deel, misschien wel het belangrijkste deel van de menselijke geschiedenis kan beschreven worden als een voortdurende worsteling om over voldoende voedsel te beschikken. Mensen willen de zekerheid hebben dat ze ook in de toekomst genoeg te eten zullen hebben. Pas in de allerjongste geschiedenis is dit probleem voor grote delen van de wereldbevolking niet meer het allesoverheersende. Maar ook nu zijn er nog honderden miljoenen mensen die vrijwel dagelijks honger lijden; daarbij spelen politieke machtsverhoudingen en sociaal-economische factoren een grote rol, meer dan de technische mogelijkheden.

Jager-verzamelaars

Mensen zijn omnivoor, en eten dus van alles, vooral als ze echt honger hebben. De primitieve mens – dat wil zeggen, mensen die alleen nog maar over primitief gereedschap beschikten – verkreeg voedsel door verzamelen (plukken, oprapen), jagen en vissen. Hoewel we niet precies weten wat zijn voedingspatroon was, en er ongetwijfeld grote verschillen waren al naar grondsoort, klimaat en jaargetijde, is wel duidelijk dat dierlijk voedsel het belangrijkste aandeel had: kleine en grote prooidieren, eieren, schelpdieren, vis. Verder at hij vooral vruchten en noten en waarschijnlijk sommige wortels en andere plantendelen. Er was een uitgestrekt grondgebied nodig om één mens van voedsel te voorzien, op zijn minst 10 km^2.

De grote uitvinding was het gebruik van *vuur*, vermoedelijk ongeveer een half miljoen jaar geleden. Daardoor bleken allerlei, vooral zetmeelrijke plantendelen door verhitten verteerbaar te worden. Ook dierlijk voedsel werd door verhitting aantrekkelijker en minder bederfelijk. De verscheidenheid aan voedsel werd hierdoor veel groter. Door schade en schande wijs geworden leerden de mensen steeds meer eetbare dingen kennen, vooral knollen en plantenzaden. Plantaardige producten kregen een groter aandeel in de voeding, en een bepaald grondgebied kon meer mensen herbergen.

Hiermee zijn we aangeland in de oude steentijd (het Paleolithicum). Tot in de twintigste eeuw leefden nog groepjes mensen in dit stadium: in centraal Australië, Nieuw-Guinea en de Kalahari-woestijn. Alle stadia tussen die primitieve en de huidige westerse voedselvoorziening komen op de wereld voor. Zelfs Nederlanders plukken nog bramen en zoeken paddestoelen; enkelen jagen en velen hengelen. Maar deze activiteiten dragen niet noemenswaard bij aan onze voedselvoorziening.

Landbouw

Ongeveer twaalfduizend jaar geleden begon in het nabije Oosten (in 'de vruchtbare halve maan'), in Mexico en in Oost China onafhankelijk van elkaar de ontwikkeling van landbouw, en in enkele andere gebieden later. Landbouw begon met inzaaien van grassen, voorlopers van de huidige graansoorten (tarwe, gerst, mais, rijst), waarvan de korrels werden geoogst. Later werden ook andere planten verbouwd (bijv. erwten, linzen, olijven) en sommige dieren gedomesticeerd (schapen, geiten, runderen) en werd melk gewonnen. Vanuit de genoemde centra verspreidde de landbouw (akkerbouw en veeteelt) zich verder over de wereld. In onze streken begon dit proces een kleine 7000 jaar geleden.

Het ontstaan van de landbouw wordt gezien als de meest ingrijpende verandering in de geschiedenis. De volstrekte afhankelijkheid van de natuur begon plaats te maken voor een zekere beheersing van de natuur door de mens. De nieuwe manier van voedselvoorziening bood meer zekerheid dan met de wisselvallige opbrengst van jagen en verzamelen mogelijk was. Langzamerhand werd het mogelijk om veel meer mensen te voeden met de opbrengst van een bepaald grondgebied. Bovendien was het niet meer nodig dat iedereen zich bezig moest houden met de voedselvoorziening, waardoor er tijd vrij kwam voor andere werkzaam- heden: in allerlei ambachten, organisatie van de samenleving, handel drijven en eventueel oorlog voeren. Ook kon men vaste woonplaatsen betrekken. Vermoedelijk was het huidige Jericho het eerste boeren- dorp op de wereld. In het gebied van het huidige Nederland begonnen ook dorpjes te ontstaan en de totale bevolking nam toe van ongeveer 2000 voor er landbouw ontstond, tot ongeveer 100 000 – dat wil zeggen ongeveer drie mensen per km^2 bruikbaar land – bij het begin van de jaartelling.

De opbrengst van akkerbouw en veeteelt werd gedurig vergroot door selectie op hoogproductieve soorten en rassen, grondbewerking, bevloeiing, gewasbescherming, gebruik van mest en tenslotte kunst- mest. Onder gunstige omstandigheden (bijv. in de Nijldelta) konden duizenden jaren geleden al zeer hoge opbrengsten worden bereikt. Het voedselpatroon veranderde sterk: het aandeel van plantaardig voedsel ging overheersen. Graan werd meestal het hoofdvoedsel en soms bijna het enige. Verder gingen knolgewassen, peulvruchten, en plaatselijk de sagopalm, een rol spelen. Daardoor is (op wereldschaal bezien) zetmeel verreweg het belangrijkste bestanddeel van onze voeding geworden. Toch mag niet vergeten worden dat er nog verschillende culturen zijn met een sterk verschillend voedingspatroon; vergelijk bijvoorbeeld Eskimo's (die vooral leven van zeehonden en vis) met Javaanse rijstverbouwers.

Bewerking

Geleidelijk werden steeds meer bewerkingen van het ruwe voedsel ontwikkeld. Het verhitten werd verbeterd. Eerst werden stukken voedsel, vlees bijvoorbeeld, in de hete as of op hete stenen gelegd; later maakte men gebruik van een spit of een rooster. Een geweldige verbetering was de ontwikkeling van het *pottenbakken*, ongeveer in dezelfde tijd dat men overging op landbouw. Nu kon men voedsel koken op het vuur. Potten gaven ook een veel betere mogelijkheid om voedsel te bewaren.

Bewaren en *conserveren* van het voedsel was van het grootste belang, vooral omdat veel gewassen alleen tijdens een klein deel van het jaar geoogst konden worden. Verhitten werkt conserverend door het doden van bederf veroorzakende microben. Maar omdat het verhitte en afgekoelde product onherroepelijk weer met microben werd besmet, bleef het meestal niet erg lang goed. Door roken werd de conservering verbeterd: het voedsel droogt wat uit en de rook geeft chemische conserveermiddelen af. Drogen gebeurde ook aan de lucht, liefst in de zon. In sommige streken kon men voedsel in de winter koud bewaren. Later kwam zout beschikbaar en werden allerlei levensmiddelen ermee geconserveerd.

Andere bewerkingen waren gericht op het beter eetbaar maken van voedsel en op het verminderen van ongewenste gevolgen van het eten: misselijkheid of ziekte. Sommige schadelijke bestanddelen konden onschadelijk gemaakt worden door verhitten, bijvoorbeeld bij peulvruchten, die een aantal gevaarlijke stoffen bevatten; vlees bevatte vaak parasieten, zoals wormen, die gedood worden. Casavemeel bevat een stof die blauwzuur vormt, welke stof door uitlogen verwijderd kan worden. De Miwok indianen in Californië aten veel eikels, die ze na malen uitloogden met heet water om de looistoffen te verwijderen.

Dit brengt ons op een andere belangrijke ontwikkeling: het *malen*. Men leerde graankorrels te scheiden in kaf en koren en het koren te malen. Daarna kon men er een pap van maken of deeg; bakken van deeg tot brood begon ongeveer 7000 jaar geleden. Zowel graanpap als deeg kon gaan gisten of *fermenteren*, door groei van gist en/of andere microben. Gistende graanpap leidde uiteindelijk tot bier, dat al een heel oude drank is. Gistend deeg werd zuurdeeg, dat ging rijzen, vooral tijdens het bakken, en gaf aantrekkelijker brood. (Pas veel later kwam het toevoegen van gist, bijv. verkregen bij de bierbereiding, aan het deeg.) Allerlei andere gefermenteerde levensmiddelen ontstonden, zoals zuurkool, tempeh (uit sojabonen), zure melk (bijv. yoghurt), kaas en wijn, allemaal geheel nieuwe producten. Fermentatie leidde in het algemeen ook tot conservering – bijv. door de vorming van melkzuur of alcohol – vaak tot verbetering van smaak en soms tot vermindering van schadelijkheid voor de gezondheid (bijv. tempeh).

Verder leerde men waardevolle bestanddelen concentreren of *afzonderen*: vet en eiwit uit melk in de vorm van boter en kaas, beide al heel oude producten; spijsolie door persen van olijven, noten of raapzaad; zetmeel uit graan, knollen e.d.; suiker uit suikerriet, maar die kwam in Europa pas in de middeleeuwen beschikbaar. Uit beschrijvingen van Plinius blijkt dat de Romeinen al in de eerste eeuw allerlei bewerkte levensmiddelen kenden naast brood, bier, wijn, boter, kaas, spijsolie, enz. Ze beschikten over tarwezetmeel; vis werd ingelegd in een mengsel van azijn (dat was verzuurde wijn) en zout; ze konfijtten vruchten met honing, een luxe product. Ze konden vet omsmelten om het te zuiveren, honing klaren met aluin, en zelfs wijn langer houdbaar maken met sulfiet door de wijnvaten te 'zwavelen' (er zwavel in te verbranden). De Romeinen hadden veel geconserveerd voedsel nodig voor de scheepvaart en door de vele oorlogen die ze voerden. Legers kunnen veel effectiever optreden als de soldaten hun voedsel meenemen en oorlogvoering heeft dan ook vaak de ontwikkeling van nieuwe methoden voor het conserveren van levensmiddelen gestimuleerd.

Taakverdeling

Heel vroeger produceerde en bewerkte elk gezin wat het nodig had, maar langzamerhand ontstond een zekere taakverdeling. Hoewel zelfvoorziening belangrijk bleef, werden sommige taken door specialisten uitgevoerd. In de middeleeuwen waren dat ambachtslieden. Een van de eerste ambachten was dat van molenaar: het malen van graan kost veel tijd en energie en kon efficiënter met wind- of waterkracht gebeuren. Wat later kwamen de brouwer en de bakker. Ook waren er pottenbakkers en kuipers, die aardewerken, respectievelijk houten vaatwerk maakten voor verpakking. Ook de boeren begonnen zich te specialiseren: wijnboeren verbouwden druiven en maakten er wijn van, melkveehouders maakten boter of kaas, tuinders teelden groenten of fruit, enz. Specialisatie leidde ook tot vermeerdering van kennis en daardoor tot verbetering van de producten. De specialisatie nam dan ook toe: sommige bakkers werden bijv. beschuitbakker (scheepsbeschuit), koekebakker of suikerbakker (banket en snoep).

Naarmate de boer effectiever kon produceren was er meer taakverdeling mogelijk. In de vroege middeleeuwen had een gemiddeld boerengezin globaal 80–90% van de opbrengst nodig voor zelfvoorziening (niet alleen voedsel, maar ook brandstof, linnen, wol, huiden, bedstro, geriefhout, enz.). Het overige kwam in de vorm van pachten of tienden grotendeels terecht bij een bovenlaag: edelen met hun personeel en geestelijken (kloosters). Later kon de landbouw meer mensen voeden, wat het ontstaan van allerlei andere beroepen mogelijk maakte. In 1850 was ongeveer 44% van de Nederlandse beroepsbevolking in de landbouw werkzaam, nu bijna 4%. In absolute aantallen is de landbouwende bevolking overigens blijven toenemen tot in het begin van de twintigste eeuw. Maar andere beroepsgroepen namen veel sneller in aantal toe, en dat leidde tot verstedelijking. Rond het jaar 1000 was die nog gering. In 1750 woonde in ons land al bijna 40% van de bevolking in steden, nu ruim 80%. Allemaal factoren die het bewaren en transporteren van voedsel steeds belangrijker maakten. Dus meer conservering en meer verhandeling.

Aanvankelijk brachten boeren, tuinders en vissers hun producten naar een lokale markt of ventten ze uit. De melkboer was inderdaad een boer die de door hem gewonnen melk in de stad verkocht; ongeveer hetzelfde gold voor de groenteboer. Ook kwamen er winkels, eerst bij de ambachtelijke verwerkers, zoals de bakker; later betrof het ook verkoop van door de winkelier ingekochte waren, bijvoorbeeld de kruidenier. Dit bracht mee dat er grossiers nodig waren, groothandels ter bevoorrading van de winkels, vaak met geïmporteerde waren. Al in de 17e eeuw importeerde Holland veel broodgraan (uit de Oostzee-landen), levend vee (uit Jutland) en 'koloniale waren' (specerijen, rijst, cacao, suiker, enz.) uit de tropen. Nu hebben we supermarkten, die deel uit maken van grote, landelijke of internationale ondernemingen. Ook wordt een belangrijk deel van het voedsel verstrekt door zogenaamde institutionele keukens, bijv. van bejaardentehuizen, bedrijfskantines, kazernes en luchtvaartmaatschappijen, en door restaurants en andere eethuizen.

Dit alles betekent ook een wezenlijke economische verandering. Aanvankelijk kwam wat de klant voor levensmiddelen betaalde helemaal ten goede aan de boer. Later moesten allerlei anderen – vervoerders, ambachtslieden, grossiers, winkeliers, restauranthouders, enz. – er ook aan verdienen. De verderop behandelde industrialisatie heeft dat nog versterkt. Tegenwoordig krijgt een boer zelden meer dan 30%, en vaak veel minder, van het geld dat de consumenten voor zijn product hebben betaald. Daar staat dan weer tegenover dat de primaire productie zelf veel goedkoper is geworden door ingrijpende veranderingen in het boerenbedrijf. Dit is het gevolg van schaalvergroting, mechanisatie en van een geweldige verhoging van de opbrengsten per hectare, door allerlei verbeteringen betreffende veredeling, gewasbescherming, bemesting, enz. Iets soortgelijks geldt voor de tuinderij en de zeevisserij.

Een nog belangrijker ontwikkeling was dat de welvaart toenam, waardoor nu eindelijk de meeste mensen zich een aantrekkelijk en gevarieerd voedselpakket konden veroorloven, en niet alleen een tamelijk kleine elite. Nog rond 1900 waren er heel wat mensen in ons land die vrijwel alleen moesten leven van roggebrood en aardappels.

Industrialisatie

Al in de zeventiende eeuw kenden we in ons land allerlei 'trafieken', we zouden nu zeggen fabriekjes. Het betrof onder meer olieslagerij, suikerraffinaderij, koffiebranderij, cacaoverwerking en jeneverstokerij. Dit waren energie verslindende bedrijvigheden, maar turf was hier gemakkelijk te verkrijgen en goedkoop; ook werd windenergie gebruikt (denk aan de Zaanse molens). De trafieken verwerkten veel geïmporteerde grondstoffen. De producten werden voor een deel geëxporteerd.

Pas in de tweede helft van de negentiende eeuw begint er een echte industrialisatie, ook van de levensmiddelenbereiding, mogelijk gemaakt door de ontwikkeling van de stoommachine en allerlei andere werktuigen. De voornaamste oorzaken waren enerzijds de bevolkingsgroei en de daardoor toenemende verstedelijking, anderzijds de wens tot verlaging van de consumentenprijzen. De fabrieksmatige bereiding berustte eerst vooral op schaalvergroting van bestaande trafieken of ambachten. Ook kwamen er fabrieken die de boeren werk uit handen namen, met name voor boter- en kaasbereiding.

Maar er kwamen ook nieuwe technologieën. De Napoleontische oorlogen hadden het ontwikkelen van conserven gestimuleerd en omstreeks 1810 was Nicolas Appert erin geslaagd om allerlei levensmiddelen houdbaar te maken door ze in hermetisch gesloten vaatwerk (glas of blik) geruime tijd bij ongeveer 100 °C te verhitten. Hieruit kwam de conservenindustrie voort, al was dat in ons land pas laat; wel werd hier al vroeg vis ingeblikt. Andere nieuwe industrieën waren de suikerfabrieken, met suikerbieten als grondstof; aardappelmeelfabrieken; zuivelfabrieken, die behalve bestaande producten nu ook nieuwe maakten, zoals gecondenseerde melk en melkpoeder; en na 1870 margarinefabrieken, die een echt nieuw product brachten. Sindsdien is de levensmiddelenindustrie sterk gegroeid. Ze ging ook allerlei producten maken die vroeger in de keuken werden bereid, zoals. jam, vruchtensappen, mayonaise en paté; of oude producten in een andere vorm waardoor ze bijvoorbeeld langer bewaard konden worden, zoals gepasteuriseerde melk, tomatenpuree, oploskoffie en zelfrijzend bakmeel. Verder werden hele gerechten geproduceerd, zoals soep, allerlei desserts, pizza's, en ten slotte volledige maaltijden.

Door deze ontwikkelingen kwamen ook andere industrieën op. De grootschalige bereiding vereist de bouw van allerlei machines, dus kwamen er gespecialiseerde machinefabrieken. Door de veranderde distributie van levensmiddelen is er behoefte aan veel meer en heel andere verpakkingen, dus aan verpakkingsmachines en aan fabricage van verpakkingsmateriaal (karton, glas, blik, verschillende soorten plastic). Ter conservering wordt nu veel voedsel bewaard bij lage temperatuur of diepgevroren, wat een hele koude-industrie met zich meebrengt. En zo is er nog veel meer.

Rol van de wetenschap

De meeste ontwikkelingen die we in dit hoofdstuk besproken hebben waren gebaseerd op empirie. Men bedacht natuurlijk wel verklaringen voor allerlei veranderingen die optraden bij het maken van levensmiddelen en over de invloed van de voeding op de gezondheid, maar die verklaringen waren bijna allemaal verkeerd. Pas vanaf het midden van de 19^e eeuw, werd op natuurwetenschappelijke wijze verkregen kennis van belang voor de productie, bewerking en bewaring van voedsel en voor de effecten van voeding op de mens. We zullen enkele belangrijke wetenschappelijke ontwikkelingen noemen.

Scheikunde. Al in de 18^e eeuw was dit vak in opkomst en vanaf omstreeks 1850 werd het van belang voor voedsel en voeding. Men kon nu beginnen de chemische bestanddelen van voedsel te identificeren en hun belang bij bewerkingen en in het lichaam vast te stellen. Bovendien was chemische kennis nodig bij bijna alle andere belangrijke wetenschappelijke ontwikkelingen.

Microbiologie bestond niet voor 1850. Weliswaar had van Leeuwenhoek al in de 17^e eeuw allerlei 'dierkens' gevonden met zijn microscoop, maar men had geen idee wat deze microben deden. Louis Pasteur was de grote geleerde die de microbiologie tot een wetenschap maakte. (Hij heeft trouwens ook veel scheikundig onderzoek gedaan.) We onderscheiden nu goed- en kwaadaardige bacteriën. De laatste zijn pathogeen, d.w.z. dat ze mensen en dieren ziek kunnen maken. De goedaardige zorgen onder meer voor allerlei fermentaties, dus voor goed en aantrekkelijk voedsel; ook gisten en schimmels spelen hierbij een rol. Sommige bacteriën helpen bij de vertering van voedsel.

Andere biologische wetenschappen betreffen onder meer de *erfelijkheidsleer* en de *fysiologie.* Erfelijkheidsleer speelt nu een grote rol bij de veredeling van landbouwgewassen en -huisdieren. Plantenfysiologie is van wezenlijk belang bij het ontwikkelen van goede bemesting en andere groeiomstandigheden. Fysiologie van mens en dier leert ons wat er gebeurt met het voedsel na het eten. Dit is essentieel om de relaties tussen voeding en gezondheid op te sporen, zowel bij de mens als bij landbouwhuisdieren.

Verder zijn enkele *ingenieurswetenschappen,* zoals werktuigkunde, materiaalkunde en vooral scheikundige technologie – nu vaak proceskunde genoemd – van groot belang bij de voedselbewerking.

De vooruitgang in deze basiswetenschappen heeft geresulteerd in een sterke verdieping van *op toepassing gerichte vakgebieden*, waaronder de landbouwkunde, de levensmiddelentechnologie, de voedingsleer en de voedselveiligheid. De ontwikkelingen in de landbouwkunde zijn al kort aangeduid.

Levensmiddelentechnologie stoelt vooral op scheikunde, natuurkunde, microbiologie en proceskunde. Toegenomen kennis en inzicht hebben bijvoorbeeld geleid tot een groot aantal nieuwe of verbeterde conserveringsmethoden, waardoor voedsel langer bewaard kon worden zonder veel verlies van voedingswaarde of smaak. Pasteur bedacht het 'pasteuriseren', d.w.z. een betrekkelijk milde verhitting van vloeibare producten. Vroeger was inzouten van groenten en vlees heel algemeen, maar het hoge zoutgehalte gaf een slechte smaak, vooral bij groenten, en veroorzaakte nogal eens maagkanker.

De *voedingsleer* stoelt nu vooral op scheikunde en fysiologie van de mens, en dat heeft grote gevolgen gehad voor de bewerking en de samenstelling van het voedsel. Een voorbeeld is de scheurbuik, een ziekte die vroeger heel veel voorkwam op lange zeereizen, welke uitgebannen kon worden toen bekend werd dat ze veroorzaakt werd door gebrek aan vitamine C. Van bijna alle bestanddelen van voedsel is nu bekend of we die nodig hebben, en in welke hoeveelheid.

Waarborgen van *voedselveiligheid* stoelt vooral op microbiologie en toxicologie. Bovendien is chemische analyse van het voedsel daarvoor noodzakelijk. Die dient tevens als hulpmiddel om *vervalsing* van levensmiddelen aan te tonen. Het was vroeger heel populair om dure bestanddelen te vervangen door goedkopere. Water bij de melk, krijt bij het meel, margarine bij de boter, enz. Ook werden vaak gevaarlijke stoffen toegevoegd om een betere kleur of een langere houdbaarheid te krijgen. De ontwikkeling en toepassing van gevoelige, snelle en goedkope analysemethoden heeft dit soort misstanden vrijwel uitgeroeid, tenminste in de meeste ontwikkelde landen.

De geschetste ontwikkelingen worden nog eens geïllustreerd in Figuur 2.1. Ze hebben grote gevolgen gehad. Vooral de voedselvoorziening is heel sterk verbeterd. Hoewel ook andere factoren van groot belang zijn geweest (verbeterde hygiëne, toegenomen medische kennis), hebben de genoemde ontwikkelingen ongetwijfeld bijgedragen aan de aanzienlijke vermindering van ziekte en aan verlenging van de levensduur van de mens.

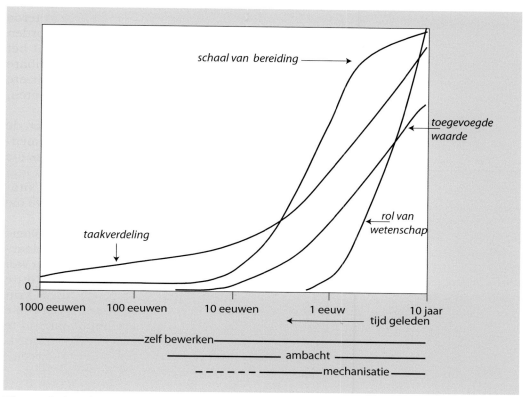

Figuur 2.1 *Relatieve veranderingen in de voedselvoorziening van de mens over de laatste 100.000 jaar. Mate van taakverdeling, schaal van de bereidingsplaatsen, de relatieve toegevoegde waarde t.o.v. de waarde van de primaire producten, en de rol van de wetenschap bij het realiseren van veranderingen in de voedselvoorziening. Onder de grafiek zijn drie opeenvolgende wijzen van werken aangeduid. Alles heel globaal en alleen bedoeld om trends aan te geven.*

3 KARAKTERISERING VAN LEVENSMIDDELEN

Levensmiddelen kunnen onder meer worden gekarakteriseerd naar samenstelling, structuur, herkomst en bewerking, en voorbeelden daarvan worden in dit hoofdstuk gegeven.

Samenstelling

Zoals iedereen weet lopen levensmiddelen sterk uiteen in uiterlijk, consistentie, smaak enz. Die variabiliteit wordt voor een groot deel bepaald door verschillen in samenstelling. Daarmee bedoelen we niet de ingrediënten die gebruikt zijn om het levensmiddel samen te stellen, zoals die in een recept staan, maar de verschillende (groepen van) chemische stoffen waaruit het is opgebouwd. We geven hier als voorbeeld beide lijstjes voor chocoladevla:

Ingrediënten		Samenstelling	
melk	88 %	water	77 %
cacao	1,5 %	koolhydraten	15 %
suiker	6,5 %	vet	3,4 %
zetmeel	4,0 %	eiwit	3,2 %
verdikkingsmiddel		mineralen	0,6 %
carrageen	0,1 %	diversen	0,8 %

Elk ingrediënt heeft z'n eigen samenstelling; zie bijvoorbeeld 'Melk' in Tabel 3.1.

De Nederlandse Voedingsmiddelentabel geeft beperkte informatie over de samenstelling van de meeste in ons land verkochte levensmiddelen. Tabel 3.1 geeft enkele voorbeelden. Het blijkt dat de samenstelling erg uiteenloopt, het watergehalte bijvoorbeeld van bijna alles (komkommer bijna 97%) tot vrijwel niets (spijsolie hoogstens 0,3 %). Alles behalve water noemen we de droge stof en die bestaat uit heel veel verschillende stoffen; zo bevat melk meer dan honderdduizend verschillende soorten moleculen en dat is geen uitzondering. Het andere uiterste komt trouwens ook voor: geraffineerde suiker, verkregen uit suikerbieten, bestaat voor minstens 99,9% uit zuivere sacharose. De Voedingsmiddelentabel is vooral gericht op de voedingswaarde van de levensmiddelen. Het gaat daarbij vooral om *nutriënten*, ook wel 'bouwstoffen' genoemd, te weten eiwit, vet, mineralen en vitaminen; om *energie* leverende stoffen of

Tabel 3.1 *Globale samenstelling van enkele levensmiddelen, de meeste ongekookt. Hoeveelheden in gram per 100 gram. Tevens is de netto beschikbare energie gegeven, in kilojoule per 100 gram.*

Levensmiddel	Water	Eiwit	Koolhydraten (verteerbaar)	Vet	Mineralen (diverse zouten)	Voedingsvezel (onverteerbaar)	Energie (kJ)
Rijst (droog)	12	8	73	1	0,5	5	1.400
Bruinbrood	40	8	40	2	2	5	900
Macaroni (droog)	10	12	71	1,5	0,5	3	1.470
Aardappel (rauw)	77	2	17	0,1	1	3	360
Witte kool (rauw)	91	2	3	-	0,5	3	80
Komkommer	97	0,5	1,5	-	0,1	1	35
Bruine bonen (droog)	12	20	43	1,5	3	20	1.100
Pinda's (gebrand)	3	27	6	55	2	7	2.600
Appelmoes	80	0,3	17	-	0,3	2	300
Jam	36	0,5	60	-	0,3	1	1.020
Sinaasappelsap	88	1	8	-	0,4	1	150
Melk	88	3,4	4,6	3,5	0,7	-	270
Edammer kaas	44	26	1	23	5	-	1.300
Ei (rauw)	74	13	0,6	11	1	-	650
Mager varkensvlees	70	20	-	9	1	-	680
Haring (gezouten)	60	16	-	15	9	-	840
Margarine en boter	15	0,5	0,5	83	1	-	3.150
Melkchocolade	1	9	52	32	1,5	4	2.200
Bier (pils, 4% alcohol)	91	0,3	4	-	0,2	-	180

'brandstoffen', te weten koolhydraten, vet en eiwit; en om *voedingsvezel* en *water*. Dit wordt verder besproken in Hoofdstuk 7.

De samenstelling bepaalt niet alleen de voedingswaarde, maar ook voor een groot deel smaak, houdbaarheid, veranderingen die optreden bij verhitten, en nog veel meer. Maar de gegevens die in de Voedingsmiddelentabel staan zijn daarvoor onvoldoende. Zo lijken consumptie-ijs en voorgebakken patates frites nagenoeg dezelfde samenstelling te hebben, terwijl het toch heel verschillende producten zijn. Dat kan liggen aan verschillen in structuur (zie verderop), maar ook aan – vaak grote – verschillen in de samenstellende stoffen. Koolhydraten kunnen bestaan uit suikers, maar ook uit zetmeel, of uit onverteerbare stoffen (voedingsvezel), zoals pectine. Eiwitten, vetten, mineralen en vitaminen zijn altijd mengsels van een heleboel stoffen, en kunnen dus sterk verschillen in samenstelling.

Betrekkelijk kleine verschillen in samenstelling kunnen soms een grote invloed hebben op de voedingswaarde, maar ook op de gebruiksmogelijkheden van een product. De samenstelling van vrijwel alle granen is ongeveer 10% eiwit, 70% zetmeel, 2% vet en 7% voedingsvezel, terwijl ook de structuur van de korrel weinig verschilt. Toch kun je van tarwe en rogge brood bakken, maar niet van rijst: die wordt als zodanig gekookt. Gerst is typisch geschikt om er bier mee te maken. Maïs kent meerdere gebruiksmogelijkheden, waaronder pannenkoeken, 'popcorn' en gekookte maïskolven, en met alle graansoorten (dus ook gierst, sorghum en haver) kun je pap koken.

De grote verschillen in samenstelling vormen een probleem bij het vergelijken en optellen van hoeveelheden. Een kg meloen, een kg macaroni en een kg boter hebben een heel verschillende waarde als voedingsmiddel en in geld. Ook de geldswaarde kan een slechte maat zijn: witvis en echte kaviaar hebben een vergelijkbare samenstelling en voedingswaarde, maar schelen wel een factor 100 in de prijs per kg. Soms is het geschikt om in kg droge stof te rekenen, of in kg van de meest karakteristieke of belangrijke component, bijv. eiwit of vet.

Structuur

Levensmiddelen kunnen vloeibaar of vast zijn, of iets daar tussenin: denk aan tomatenpuree, jam, halvarine, mayonaise. Al die min of meer vaste producten zijn inhomogeen en verschillende vloeistoffen, zoals melk, vruchtensappen en allerlei sauzen, zijn dat ook. Alleen doorzichtige vloeistoffen zijn homogeen: wijn, een aantal frisdranken, olijfolie. Vaak wordt gedacht dat een materiaal dat meer vloeibaar (dunner) is meer water bevat, maar dat is zeker niet algemeen waar. Ongeslagen slagroom bevat 58% water, maar is dunvloeibaar, terwijl een komkommer, die voor 97% uit water bestaat behoorlijk hard is: je kunt er een flinke klap mee uitdelen. Hoe is dat mogelijk?

Inhomogene materialen hebben een structuur. Die kan heel simpel zijn: bijvoorbeeld een vloeistof waar vaste of vloeibare deeltjes in zweven, wat je kunt zien doordat die vloeistof troebel, ondoorzichtig, is. Maar in andere gevallen zitten zulke deeltjes aan elkaar vast, waardoor ze het geheel een zekere stevigheid geven. We kunnen dit verder illustreren aan de hand van Figuur 3.1. We zien daar dat het parenchymweefsel van een appel uit cellen bestaat en dat een cel een celwand heeft. In die cellen zit veel water en dat water staat onder druk, wat ze een behoorlijke stevigheid geeft. We kunnen hier niet uitleggen hoe die druk gehandhaafd blijft (dat is nogal ingewikkeld), maar stellen dat dit alleen kan

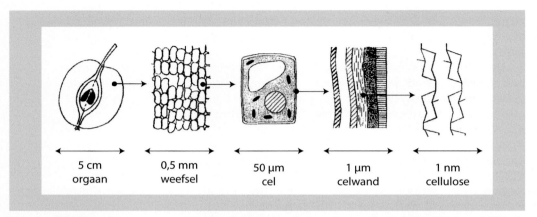

Figuur 3.1 *Structuur van een appel getoond aan de hand van doorsneden bij verschillende vergroting. We zien links het hele orgaan; vervolgens een stukje van het parenchymweefsel (het vruchtvlees); dan een cel van dit weefsel, met daarin protoplasma (grijs), een kern (gearceerd), een met vocht gevulde vacuole (wit) en andere organellen; een stukje van de celwand (heel schematisch); en een deel van twee cellulosemoleculen in de celwand. Vergroting: 1 mm = 1000 μm (micrometer) en 1 μm = 1000 nm (nanometer).*

zolang de cel levend is. Als de cellen afsterven, valt de druk weg en verwelkt het weefsel, wat we waarnemen wanneer we een groente als sla te lang bewaren. In een appel zitten de cellen ook aan elkaar geplakt: de celwanden zijn met elkaar vergroeid. Dat is ook nodig om het geheel stevig te houden, want er zitten nogal wat luchtholten in het weefsel. In een komkommer zit heel weinig lucht en bovendien heeft die een taaie schil die het geheel bij elkaar houdt. Zo krijg je met heel weinig vast materiaal een heel stevig product.

Figuur 3.1 toont nog meer. Een belangrijk aspect is dat er structuur te zien is op verschillende grootteschalen, van een klokhuis (1 cm) tot een molecuul (minder dan één miljoenste cm). Bovendien is er een hiërarchie van structuren: ze bestaan voor het grootste deel niet los van elkaar. Andere organen hebben weer andere structuren, maar in alle plantedelen zijn cellen te onderscheiden, variërend van 0,01 tot 3 mm in grootte. Dierlijke weefsels zijn weer heel anders: vlees bestaat uit bundels van bundels van bundels langwerpige eiwitvezels. Planten maken hun bouwmateriaal, bijv. celwanden, uit koolhydraten, zoals pectine. Dierlijk bouwmateriaal bestaat uit onoplosbaar eiwit, bijv. keratine in pezen, of composieten van eiwit en mineralen (vooral calciumfosfaat) in botten.

Ook de meeste door mensenhand samengestelde levensmiddelen hebben een structuur. Figuur 3.2 geeft als voorbeeld roomijs. Dat wordt gemaakt uit room, suiker en enkele toevoegstoffen, onder meer voor de smaak. De room bevat z.g. vetbolletjes (kleine oliedruppels) en eiwitdeeltjes. Door bevriezen en luchtinslag komen daar nog

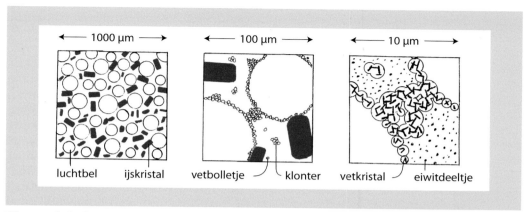

Figuur 3.2 *Structuur van roomijs getoond bij drie vergrotingen; het betreft 'soft ijs', temperatuur ongeveer -3℃. Structuurelementen zijn: een waterige oplossing van allerlei bestanddelen; luchtbellen, die bedekt zijn met vetbolletjes; ijskristallen; klonters van vetbolletjes, die ook luchtbellen met elkaar verbinden; de vetbolletjes bevatten naast vloeibaar vet ook vetkristallen, welke de klontering mogelijk maken; kleine eiwitdeeltjes, die in de oplossing zweven.*

structuurelementen bij: luchtbellen, ijskristallen, en vetkristallen in de vetbolletjes. De bolletjes bedekken de luchtbellen en klonteren met elkaar. Zo ontstaat een ingewikkelde, stevige en tamelijk stabiele structuur (zolang het ijs niet smelt).

De structuur bepaalt dus in hoge mate de stevigheid of de consistentie van levensmiddelen. Die kan sterk uiteenlopen: vergelijk harde chocola met chocolademelk, ijsbergsla met gekookte spinazie, zandgebak (sprits) met taaitaai, oude kaas met kwark, appels met appelmoes. Dit is van belang voor het hanteren van de producten (raspen, snijden, smeren, mengen, gieten) en vooral bij het eten: het mondgevoel en de smaakgewaarwording hangen er (deels) van af. Ook het uiterlijk, dus glans en kleur, wordt door de structuur bepaald, evenals de stabiliteit tegen uitzakken of ontmengen.

Ten slotte merken we op dat de structuur vaak 'compartimentering' van chemische bestanddelen meebrengt, vooral in cellen, maar bijvoorbeeld ook van olie die in druppeltjes aanwezig is. Dat brengt met zich mee dat verschillende bestanddelen niet met elkaar in aanraking komen, en dus geen onderlinge chemische reacties kunnen ondergaan, wat de houdbaarheid van het product kan verlengen. Bijvoorbeeld, als we een appel doorsnijden, zien we dat de doorsnede snel bruin wordt. Het mes breekt namelijk een aantal cellen open, en stoffen die in de cel op verschillende plaatsen zitten, kunnen nu met elkaar in aanraking komen. Dit betreft onder meer een enzym (zie Hoofdstuk 4) dat door middel van oxidatie sommige bestanddelen kan veranderen in bruine kleurstoffen. Zolang de cellen heel blijven gebeurt dit nauwelijks.

Plantaardige levensmiddelen

Je kunt de plant of delen ervan als zodanig eten, al dan niet gekookt. Dan betreft het voor een groot deel parenchymweefsel, bijvoorbeeld de bladeren (sla, andijvie, kool) of er van afgeleide delen (ui, rabarber), de stengel (asperge), de wortel (peen, radijs), en soms ook (delen van) de bloem (bloemkool, artisjok, aardbei). Vaak zijn het de vruchten: tomaat, appel, sperzieboon, paprika, olijf. Het zijn steeds plantendelen met een karakteristieke celstructuur en ze bevatten veel water, meestal heel weinig vet (behalve olijven e.d.), enig eiwit en wat meer koolhydraten. De meeste zijn als zodanig tamelijk bederfelijk, al kunnen sommige onder geschikte omstandigheden haast een jaar bewaard worden (uien, wortelen, appels).

Belangrijker zijn plantendelen waarin reservevoedsel is geconcentreerd; dat bestaat vooral uit zetmeel, soms vet (olie), en doorgaans een niet onbelangrijke hoeveelheid eiwit. Het betreft onder meer graan, zaden, wortel- of stengelknollen en soms de stam (sagopalm). De mensheid als geheel ontleent de meeste eetbare energie en een belangrijk deel van het benodigde eiwit aan dit type voedsel. Het wordt meestal in vrij sterke mate bewerkt. Granen zijn de vruchten van planten van de grassenfamilie. Peulvruchten zijn zaden van vlinderbloemigen; dit betreft behalve erwten, bonen en linzen ook sojabonen en pinda's (met respectievelijk zo'n 18 en 55% olie). De meeste noten zijn zaden van vruchten. Al deze levensmiddelen hebben een laag watergehalte (3–15%) en de meeste zijn goed houdbaar onder gunstige omstandigheden. Knollen (aardappel, zoete aardappel of bataat, cassave of maniok, yam, koolraap) hebben een veel hoger watergehalte (60–80%) en de meeste zijn minder lang houdbaar; ze bevatten slechts sporen vet.

Alle plantendelen bevatten onverteerbare koolhydraten in de vorm van voedingsvezel, meestal enkele procenten van de droge stof. De gehalten aan mineralen en vitaminen verschillen heel sterk.

Dierlijke levensmiddelen

Je kunt delen van het dier zelf eten: vlees, gevogelte, vis, schaal- en schelpdieren. Ook dierlijke weefsels bestaan uit cellen, maar die hebben geen celwand en ze zijn meestal slecht te onderscheiden. Vlees en vis bevatten veel eiwit, hoofdzakelijk in de vorm van spiervezels, meestal ongeveer 20%. Er is ook wat onverteerbaar eiwit (het gehalte wisselt nogal), in de vorm van elastine (vooral in pezen) en keratine (in de huid).

Collageen zit vooral in bindweefsel; het is als zodanig slecht verteerbaar, maar na verhitten beter. Bij sterke verhitting wordt collageen omgezet in gelatine, een gewaardeerd geleermiddel in de keuken. Het vetgehalte van spieren is erg variabel: 1–35%. Ook de gehalten aan mineralen en vitaminen verschillen nogal, maar ze zijn in het algemeen hoger dan die in plantaardige producten.

Je kunt ook voortbrengselen van het dier eten: eieren, kuit, melk en honing. Deze zijn primair bedoeld als voedsel voor het embryo of het jong en de samenstelling is dan ook heel anders dan die van vlees: zie Tabel 3.1. Melk bevat vrij veel koolhydraat, in de vorm van melksuiker. In sommige culturen, met name bij de Masai, wordt bloed van rundvee afgetapt voor menselijke consumptie (gemengd met melk).

Dierlijke producten zijn in het algemeen erg bederfelijk, behalve honing, die voor 80% uit suikers bestaat.

Bewerkte levensmiddelen

Grondstoffen kunnen in meerdere of mindere mate worden veranderd door bewerking. Soms is het oorspronkelijke product nog herkenbaar, in andere gevallen niet. Vaak is het zelfs onduidelijk of de grondstoffen dierlijk of plantaardig zijn (bijv. bij margarine), al is dat altijd vast te stellen door chemische analyse.

Bewerkingen kunnen van velerlei aard zijn. Bijvoorbeeld:
- Gaar maken. Dit kan onder meer door koken, bakken of braden. Vaak gaat het samen met één van de volgende processen.
- Houdbaar(der) maken. De belangrijkste methode is het genoemde verhitten, vaak door middel van pasteuriseren of steriliseren, wat meestal samengaat met verpakken. Andere methoden betreffen bijvoorbeeld drogen (melkpoeder, krenten, stokvis); zouten (haring, worst); inleggen (augurken); konfijten (jam, dadels); roken (vis, rookworst); enz.
- Transformeren. Bijvoorbeeld van graan tot brood, bier, macaroni of cornflakes; van melk tot yoghurt of kaas; van druiven tot wijn en eventueel verder tot cognac; van vruchten tot jam; en nog veel meer. Vaak spelen fermentaties een rol (zie Hoofdstuk 11).
- Afzonderen. Bijvoorbeeld suiker uit suikerbieten of suikerriet; olie uit sojabonen, kokosnoten, zonnebloempitten of walvisspek; zetmeel uit aardappels, mais, tarwe of sago. Vaak wordt het afzonderen gevolgd door zuiveren (raffineren).

Verder kennen we tegenwoordig een groot aantal *samengestelde* levensmiddelen (vaak 'fabricated foods' genoemd), die meestal uit verscheidene grondstoffen worden samengesteld met behulp van diverse bewerkingsprocessen. Soms worden ze ook thuis gemaakt, bijvoorbeeld soepen en desserts. Bakkers maken allerlei banket, en slagers vleeswaren. Al deze producten kunnen ook uit een fabriek komen. Bovendien produceren fabrieken levensmiddelen die niet of heel moeilijk ergens anders gemaakt kunnen worden, zoals: consumptie-ijs; allerlei andere geschuimde producten (mousses); (gevulde) chocola; margarine (zie Hoofdstuk 12); mayonaise; kauwgom; enz.

Variabiliteit

De Voedingsmiddelentabel geeft gemiddelde samenstellingen, karakteristiek voor wat in Nederland op de markt is. Maar de samenstelling van een product kan van geval tot geval variëren, vaak in aanzienlijke mate: variatie van een gehalte met een factor twee is geen uitzondering. We hebben namelijk te maken met producten van biologische oorsprong en die zijn altijd variabel. Strikt genomen zijn geen twee tarwekorrels gelijk, al zal het verschil zelden van enig belang zijn. In het algemeen zullen verschillen tussen partijen geringer zijn als die partijen groter zijn, door uitmiddeling van toevallige variaties. Maar als ze van verschillende herkomst zijn, bijvoorbeeld van een verschillende oogst of uit verschillende werelddelen, dan kunnen grote verschillen optreden. Behalve de samenstelling kunnen ook allerlei eigenschappen variëren, bijvoorbeeld voedingswaarde, smaak, uiterlijk en houdbaarheid.

De voornaamste bronnen voor variabiliteit zijn:
- *Erfelijke aanleg* (genotype). Er kunnen grote verschillen bestaan tussen rassen; denk aan aardappels en allerlei soorten fruit. Bovendien zijn de individuen van een ras vaak sterk variabel. Bijna alle land- en tuinbouwgewassen en landbouwhuisdieren zijn het resultaat van intensieve selectie. Vaak is deze vooral gericht op een hoge opbrengst, maar ook op andere kenmerken: oogstbaarheid, houdbaarheid, resistentie tegen ziekten, eetkwaliteit, enz. Vandaar dat de verschillen binnen een biologische soort (species) veel groter kunnen zijn dan bij wilde planten of dieren. Zo zijn spruitjes, bloemkool, broccoli, boerenkool, witte kool, rodekool, savooiekool en koolrabi allemaal rassen van één soort, te weten *Brassica oleracea*. Door kruising van verwante soorten en verdere selectie van de geschiktste nakomelingen heeft men vaak de groeimogelijkheden enorm bevorderd; mais lijkt nauwelijks meer op teosinte – de oorspronkelijke wilde plant – met tweerijige aren van een paar cm lang, met niet meer dan 20 kleine korrels.
- *Groeiomstandigheden.* Behalve water en lucht hebben planten licht nodig en allerlei meststoffen, en bovendien een geschikte grond om in te wortelen. Ook dieren behoeven water en lucht, en ze zijn voor energie en voedingsstoffen aangewezen op geschikt voer. Andere uitwendige omstandigheden betreffen onder meer temperatuur en

luchtvochtigheid (dus het klimaat), concurrentie met andere planten of dieren en de aanwezigheid van parasieten of ziektekiemen. Al deze omstandigheden hebben grote invloed op de opbrengst en ook op samenstelling en eigenschappen van het product.

- *Fysiologische conditie.* Dit betreft vooral de leeftijd op het moment van oogsten – denk bijv. aan fruit en vlees – of het stadium in de voortplantingscyclus – bijv. bij vele soorten vis en bij melk. Verder speelt de gezondheidstoestand van het organisme een grote rol.
- *Verandering achteraf,* dat wil zeggen na de oogst van de grondstof of na de bereiding van het product. Het gaat om rijping – bijv. van fruit, wijn en kaas –, veroudering, uitdroging, beginnend bederf, enz. Allerlei chemische reacties kunnen optreden, bijvoorbeeld afbraak van vitamine C in aardappels. Bij sommige grondstoffen en producten neemt de voedingswaarde langzaam af gedurende bewaring.
- *Bewerking.* De bewerkingen zelf zijn bedoeld om veranderingen aan te brengen. Die veranderingen kunnen sterk variëren en vaak is dat ook de bedoeling. Zo bestaan er honderden soorten kaas, die heel erg kunnen verschillen; vergelijk bijvoorbeeld kwark met blauweschimmelkaas. Maar ook binnen één kaassoort bestaan grote verschillen. Ten dele zijn die gewenst, maar ook ongewenste verschillen treden op, bijvoorbeeld door fouten in de bewerking, of doordat grondstoffen van verschillende herkomst tot verschillen leiden. En dan zijn er altijd toevallige variaties, maar die horen klein te zijn.

Ten slotte merken we op dat variaties in samenstelling soms schijnbaar zijn: er kunnen fouten gemaakt worden bij de bepaling van een gehalte, of er is onenigheid over de bepalingsmethode. Voor stoffen waarvan het gehalte van groot belang is, bijvoorbeeld omdat ze in principe gevaarlijk kunnen zijn, zijn de bepalingen meestal zeer betrouwbaar en is de methode gedetailleerd voorgeschreven.

4 CHEMISCHE BESTANDDELEN

Levensmiddelen bestaan uit chemische stoffen, dat wil zeggen verbindingen van atomen. De chemische bouw van een stof bepaalt z'n eigenschappen, zoals oplosbaarheid, kookpunt, soortelijk gewicht, warmtegeleidingsvermogen en nog vele andere, maar bovenal de *chemische reactiviteit*. Dat laatste wil zeggen met welke andere verbindingen de stof bepaalde chemische reacties kan aangaan en met welke snelheid. Aangezien in levensmiddelen voortdurend reacties plaats vinden, tijdens bewaren en bewerken, en zeker bij de vertering van het voedsel in het lichaam, is het van groot belang hier inzicht in te hebben.

De *snelheid van reacties* is hierbij van groot belang. Ze hangt in de eerste plaats af van de samenstelling van het reactiemengsel: als er veel van de reagerende stoffen aanwezig is zal de reactie meestal sneller gaan. Maar we kunnen die samenstelling niet gelijk stellen aan die van het hele levensmiddel, want de reagerende stoffen moeten wel bij elkaar kunnen komen. Dat is vaak niet mogelijk door compartimentering, wat al in het vorige hoofdstuk is genoemd. Bovendien kunnen er stoffen aanwezig zijn die de reactie remmen. Verder hangt de reactiesnelheid af van de temperatuur: hoe hoger die is, hoe sneller in het algemeen de reactie. Ten slotte kan een reactie sterk versneld worden als er een geschikte katalysator aanwezig is. In levensmiddelen is dat meestal een enzym: zie verderop.

Behalve water en de meeste zouten zijn vrijwel alle stoffen in levensmiddelen *organische* verbindingen. Die zijn opgebouwd uit een skelet van met elkaar verbonden koolstofatomen (C), en verder uit waterstof (H), vrijwel altijd zuurstof (O), vaak stikstof (N) en soms zwavel (S) of fosfor (P). Vroeger dacht men dat organische stoffen alleen door levende organismen gemaakt kunnen worden, maar allerlei verbindingen kunnen nu ook in een laboratorium of in een fabriek worden gemaakt (gesynthetiseerd uit eenvoudigere verbindingen). Organische stoffen zijn er in grote verscheidenheid. Sommige bestaan uit zeer grote moleculen, met moleculgewichten tot vele miljoenen (vergelijk dit met water, moleculgewicht 18). Dit betreft dan natuurlijke *polymeren*, moleculen die zijn opgebouwd uit zeer veel gelijke of verwante kleine moleculen, meestal in een lineaire keten. Het aantal bouwstenen in zo'n keten noemt men de polymerisatiegraad; waarden daarvan lopen uiteen van honderd tot een miljoen. De lengte van een polymeermolecuul kan gemakkelijk tienduizend maal de dikte zijn; een voorbeeld is amylose, een van de hoofdbestanddelen van zetmeel.

Er komen letterlijk honderdduizenden verschillende stoffen in levensmiddelen voor, en een volledige chemische karakterisering is dan ook niet mogelijk. Maar de voornaamste bestanddelen kunnen in enkele groepen worden ingedeeld, die elk in grote trekken overeenkomstige eigenschappen hebben. Tabel 4.1 geeft een beknopt overzicht. We zullen in dit hoofdstuk iets meer over de chemie van die stoffen vertellen.

Water

Water (H_2O) is het belangrijkste bestanddeel van onze voeding. Een volwassene heeft minstens twee liter per dag nodig. Bovendien is water in levensmiddelen *oplosmiddel* voor een heleboel stoffen. Suikers, organische zuren, de meeste zouten, vele eiwitten en nog veel meer stoffen kunnen oplossen in water. Vetachtige stoffen en veel polysachariden lossen niet in water op.

Zuiver water komt dus niet voor in levensmiddelen: als je er vocht uitperst of afscheidt door filtreren is dat altijd een oplossing. Die oplossing is ook een *reactiemengsel*. De meeste reacties in een levensmiddel en in het lichaam zijn alleen mogelijk in een waterige oplossing. Bovendien is water zelf ook een reactieve stof. Allerlei bestanddelen, onder meer zetmeel, vetten en eiwitten, kunnen in kleinere moleculen gesplitst worden onder opneming van water; dit noemt men hydrolyse.

De samenstelling van de oplossing bepaalt ook allerlei andere eigenschappen. Een belangrijke is de *zuurtegraad*, uitgedrukt als pH, die afhangt van de opgeloste zouten, zuren en eiwitten. Hoe lager de pH, hoe zuurder de oplossing is. Bij pH = 7 is de oplossing neutraal: niet zuur en niet alkalisch (basisch). De pH heeft grote invloed op de oplosbaarheid van sommige stoffen (vooral eiwitten) en op het verloop van allerlei chemische reacties. Bovendien kunnen de meeste bacteriën niet groeien, en dus geen bederf veroorzaken, bij een lage pH. De meeste levensmiddelen hebben een pH tussen 4 en 8.

Koolhydraten

De eenvoudigste koolhydraten zijn *suikers* en de eenvoudigste suikers zijn monosachariden (globale formule $C_6H_{12}O_6$). Voorbeelden zijn glucose en fructose. Glucose, ook bekend als druivensuiker of bloedsuiker, komt zeer algemeen voor in allerlei levensmiddelen, waaronder vruchten, en in ons lichaam; het is een bouwsteen voor vele andere stoffen. Fructose of vruchtensuiker komt in allerlei vruchten voor en in honing. Twee monosacharide-moleculen kunnen een disacharide vormen, waarbij een watermolecuul vrijkomt. Een bekend voorbeeld is sacharose of gewone suiker, die is opgebouwd uit glucose en fructose. Melksuiker of lactose, is een disacharide van glucose en galactose. Ook trisachariden komen voor, en nog andere, wat meer ingewikkelde suikers. De meeste suikers geven een zoete smaak, maar de intensiteit daarvan verschilt nogal.

Tabel 4.1 *Belangrijke groepen van bestanddelen in levensmiddelen.*

Bestanddelen	Komen o.m. voor in	Voorbeelden	Gehalten per 100 gram	Bijzonderheden
Water	Alle levensmiddelen	-	0,1 - 97 g	-
Eiwitten	Bijna alle levensmiddelen	Gluten, myosine, caseïne, gelatine	0,5 - 35 g	Omvat enzymen
Suikers	Vruchten, suikerbiet	Glucose, sacharose	0,1 - 15 g	Tevens hogere alcoholen en vitamine C
	Melk	Lactose	5 g	
Polysachariden	Alle plantaardige levensmiddelen	Zetmeel, pectine	0,1 - 78 g	Hoge gehalten betreffen zetmeel
Triglyceriden	Oliezaden, olijven, vlees, melk	Olijfolie, melkvet, reuzel	0 - 100 g	Samenstelling erg variabel
Polaire lipiden	Bijna alle levensmiddelen	Fosfatiden	1 - 500 mg	Vooral in celmembranen
Steroïden	Vlees, ei, melk	Cholesterol, vitamine D	1 - 500 mg	Onder meer in celmembranen
	Plantaardige oliën	Fytosterolen		
Tocoferolen	Granen, groenten, plantaardige oliën	Vitamine E	0 - 250 mg	Antioxidanten
Carotenoïden	Vruchten, bladeren, peen, dierlijk vet	Caroteen, vitamine A, lycopeen	0 – 12 mg	Gele en rode kleurstoffen
Etherische oliën	Sommige vruchten, specerijen	Menthol, citroenolie	0 - 4 g[a]	Vaak sterk geurend
Fenolverbindingen	Meeste plantaardige levensmiddelen	Anthocyaan, tannine	0 - 2 g	O.m. kleur- en looistoffen
Organische zuren	Vruchten	Citroenzuur, appelzuur	0 - 3 g[b]	Werken conserverend
	Gefermenteerde prod.	Melkzuur		
Minerale zouten	Bijna alle levensmiddelen	K, Na, Ca, Mg, Cl, PO_4	0,1 - 2 g	Tevens veel spoorelementen, bijv. ijzer

[a] In kruidnagels tot 25 g; [b] In citroenen tot 8 g.

Suikers kunnen allerlei reacties ondergaan. Disachariden kunnen door hydrolyse gesplitst worden in monosachariden. Bij gewone suiker gaat dat heel gemakkelijk, zowel in het lichaam als bij verhitten van een suikeroplossing. Melksuiker is veel moeilijker te hydrolyseren. De meeste suikers karameliseren bij verhitting in aanwezigheid van water: er ontstaan dan enkele smaakstoffen en bruine kleurstoffen. Hiervan wordt gebruik gemaakt om suikerwerk een karamelsmaak te geven.

Sommige suikers, onder meer glucose en lactose, hebben een reducerend karakter (reduceren is het tegendeel van oxideren); deze kunnen reageren met eiwit of met aminozuren, vooral gedurende verhitting. Dit heet *Maillardering* of niet-enzymatische bruinkleuring. Het betreft een groot aantal verschillende reacties en het leidt tot vorming van bruine kleurstoffen en smaakstoffen, ten dele dezelfde als in karamel. Maillardering treedt veel op in levensmiddelen: het geeft onder meer de bruine korst van brood en allerlei andere gebakken producten. De smaak die daarbij ontstaat wordt meestal lekker gevonden, maar niet in alle gevallen. Zo wordt de smaak van gesteriliseerde en gekookte melk door de meeste mensen niet gewaardeerd.

Polysachariden komen vooral in planten voor. Het betreft onder meer reservevoedsel in de vorm van *zetmeel*, wereldwijd de belangrijkste energie leverende voedingsstof. Het is een polymeer van glucose. Twee soorten komen naast elkaar voor: amylose, een lineair polymeer, polymerisatiegraad bijvoorbeeld 20.000; en amylopectine, sterk vertakt, polymerisatiegraad ongeveer 200.000. Het is in de plant aanwezig in een onoplosbare vorm, in zetmeelkorrels, die bijvoorbeeld 20 µm groot zijn. Hele zetmeelkorrels lossen niet op in water – anders zouden ze niet blijven bestaan in de plant – en zijn daardoor slecht verteerbaar. Een deel van het zetmeel in de korrel is min of meer kristallijn.

Bij hoge temperatuur zwellen de korrels sterk op door opname van water, wat de verteerbaarheid ten goede komt. Ze gaan in oplossing als er voldoende water aanwezig is (bijv. 20 × de hoeveelheid zetmeel); dit heet *verstijfseling*. Zo wordt een viskeuze oplossing verkregen. De kok noemt het 'binden' en hij past het toe bij het maken van vla of een gebonden soep. Hij gebruikt daarvoor aardappelmeel of maïzena, producten die vrijwel alleen uit zetmeel en een beetje water bestaan. Maar ook bloem is voor het grootste deel zetmeel, en kan voor binden worden gebruikt. Als er te weinig water aanwezig is tijdens het verhitten vormt zich een elastisch materiaal. Dit is het geval in brooddeeg en bij het bakken van brood is de verstijfseling dus onvolledig. Verstijfseld zetmeel kan na afkoeling geleidelijk veranderen doordat een soort kristallisatie optreedt, ongeveer als in de zetmeelkorrel; dit noemt men retrogradatie. Het is onder meer verantwoordelijk voor het oudbakken worden van brood, wat inhoudt dat het brood stugger en brokkeliger, dus minder elastisch wordt.

Sommige dierlijke producten bevatten als reservevoedsel glycogeen, een sterk op amylopectine lijkend polymeer van glucose. Lever bevat ongeveer 2%, spierweefsel sporen, schelpdieren tot 7%.

Zogenaamde *structurele polysachariden* komen voor in planten, schimmels en allerlei bacteriën. Ze dienen als bouwmateriaal, vooral in celwanden, en zijn dus niet oplosbaar in water. In de hogere planten is de voornaamste bouwstof cellulose, evenals amylose een lineair polymeer van glucose, maar volstrekt onoplosbaar in water en onverteerbaar, ook na intensief verhitten (een bamboestok bestaat voor het overgrote deel uit cellulose). Zo zijn er nog veel meer onverteerbare polysachariden. Juist door hun onverteerbaarheid hebben ze een functie in levensmiddelen als 'voedingsvezel', doordat ze de passage van de spijsbrok in de darm bevorderen.

Verder worden allerlei polysachariden geïsoleerd om ze te gebruiken als verdikkings- of geleermiddel (zie Tabel 4.2, verderop). Veel vruchten bevatten bijvoorbeeld pectine, dat ook een natuurlijk verdikkingsmiddel is in jam. Verdikkingsmiddelen lossen wel op in water, waarbij ze sterk opzwellen. Ze immobiliseren daarbij een deel van het water, waardoor de oplossing erg viskeus (taaivloeibaar) wordt. Hiervoor is vaak een geringe concentratie, bijvoorbeeld enkele tienden van een procent, al voldoende. Bij wat hogere concentraties vormen sommige polysachariden een gel. Een gel is een vrij zacht en elastisch vast materiaal, dat toch voor het overgrote deel uit water bestaat; de moleculen of kleine deeltjes van het geleermiddel hebben dan een door de hele vloeistof heen doorlopend netwerk gevormd en het water zit in de poriën van het netwerk. Een pudding is meestal een gel, waaraan allerlei andere ingrediënten zijn toegevoegd voorafgaande aan de gelering.

Lipiden

Lipide is de verzamelnaam voor vetten en vetachtige stoffen. Ze hebben gemeen dat ze niet in water oplosbaar zijn en dat ze gegeten kunnen worden. Verreweg de meest voorkomende zijn triglyceriden, in het dagelijks spraakgebruik oliën en vetten. Deze dienen in het algemeen als reservevoedsel, maar ze hebben ook nog andere functies, bijvoorbeeld als isolatiemateriaal tegen koude. Bovendien fungeren ze als oplosmiddel voor andere lipiden, waaronder bepaalde vitaminen en kleurstoffen (zie Tabel 4.1: steroïden, tocoferolen, carotenoïden). Veel dierlijke weefsels bevatten vetcellen, dat zijn cellen waarvan het overgrote deel uit triglyceriden bestaat. Melk bevat kleine oliedruppeltjes. In sommige plantencellen bevinden zich ook zulke druppeltjes, vooral in zaden.

Triglyceriden zijn opgebouwd uit vetzuren en glycerol. Aan één molecuul glycerol worden drie vetzuren gebonden (veresterd) waardoor de vetzuren hun zure karakter verliezen. Een triglyceride heeft daardoor drie 'vetzuurstaarten'. Die lopen heel sterk uiteen in eigenschappen:

- in ketenlengte, van 4 tot 22 koolstofatomen;
- in onverzadigdheid, bijv. verzadigd en enkelvoudig of meervoudig onverzadigd: een vetzuur(staart) met een of meer onverzadigde of dubbele bindingen kan veel gemakkelijker reacties aangaan met allerlei stoffen dan een verzadigd vetzuur;
- nog andere, minder vaak voorkomende verschillen.

De meeste triglyceridemoleculen hebben drie verschillende vetzuurstaarten. Het aantal verschillende triglyceridemoleculen loopt daardoor in de honderdduizenden. De vetzuursamenstelling varieert heel sterk met de herkomst van het vet; ze bepaalt allerlei eigenschappen. De voedingswaarde wordt vooral bepaald door het gehalte aan enkele soorten meervoudig onverzadigde vetzuren, 'essentiële' vetzuren genoemd; dit betreft vooral linolzuur.

Een andere variabele is het *smeltgedrag*. Triglyceriden kunnen namelijk kristalliseren. Die met kortere en/of meer onverzadigde vetzuren kristalliseren (en smelten) bij een lagere temperatuur, die met langere en/of meer verzadigde vetzuren bij een hogere. Aangezien alle natuurlijke vetten mengsels zijn van een groot aantal verschillende triglyceriden, hebben ze een smelttraject. Alle natuurlijke vetten zijn vloeibaar onder natuurlijke omstandigheden. Dat betekent dat ze alle vloeibaar zijn bij 40°C. Als een vet ook bij kamertemperatuur vloeibaar is spreken we van olie, anders van een vet. Overigens is een ogenschijnlijk vast vet nooit helemaal gekristalliseerd: het is een mengsel van kristallen en vloeibare olie, ook bij 0°C.

De meeste plantaardige vetten zijn oliën: sojaolie, arachideolie (uit pinda's), zonnebloemolie en nog vele andere. Maar er zijn uitzonderingen: cacaoboter, kokosvet en palmolie (in Maleisië zal het product van de oliepalm inderdaad een olie zijn, in Nederland is het meestal een vet). Vissen en zeezoogdieren, zoals walvissen, leveren olie (traan); landbouwhuisdieren (runderen, schapen etc.) vet, en ook de oliedruppels in melk worden gedeeltelijk vast bij kamertemperatuur.

Triglyceriden kunnen enkele chemische reacties ondergaan. Ze kunnen gedeeltelijk gesplitst worden (zie verderop, onder Enzymen), waarbij vetzuren vrijkomen. Voorzover dat korte vetzuren zijn, die voorkomen in melkvet (ook botervet genoemd) en kokosvet, levert dat een – meestal ongewenste – zepig-ranze smaak op. Bij sterke verhitting kunnen lactonen ontstaan, smaakstoffen die in hoge concentraties een onaangename smaak geven. Meervoudig onverzadigde vetzuren in de triglyceriden kunnen gemakkelijk oxideren (reageren met zuurstof uit de lucht); het betreft een ingewikkelde serie van reacties die uiteindelijk leidt tot sterke smaakafwijkingen, rans of ranzig genoemd. Oxidatie kan bij kamertemperatuur voorkomen, en zelfs in de koelkast, maar ze gaat veel sneller bij een hoge temperatuur. Vet en olie worden vaak verhit in de keuken. Ze dienen dan als verhittingsmedium, onder meer bij frituren, omdat ze veel heter kunnen worden dan 100°C, het kookpunt van water; en omdat zoiets als pannenkoekenbeslag wel in heet water, maar niet in hete olie oplost. Maar overmatige verhitting leidt dus tot een slechte smaak en ook tot vorming van onveilig geachte stoffen.

Polaire lipiden zijn minder sterk waterafstotend dan triglyceriden. Het betreft vooral fosfatiden, een groep van fosfor bevattende lipiden, bijvoorbeeld lecithine. Ons lichaam bevat relatief weinig fosfatiden, maar ze spelen een zeer belangrijke rol. Ze zijn de voornaamste bouwstenen van de celmembraan, die de cel afschermt van zijn omgeving. Fosfatiden vormen een z.g. dubbellaag van moleculen, waarin sommige andere moleculen zich kunnen nestelen. Dit betreft onder meer het lipide cholesterol, maar vooral specifieke eiwitten. Deze kunnen via een reeks van ingewikkelde processen gewenste stoffen in de cel toelaten en ongewenste eruit verwijderen.

Eiwitten

Eiwitten of proteïnen zijn vreselijk ingewikkelde stoffen. Het zijn lange, lineaire polymeren van aminozuren (peptidenketens genoemd), polymerisatiegraad meestal tussen 50 en 500. Aminozuren zijn betrekkelijk kleine, stikstofhoudende moleculen. In de natuur komen 20 verschillende aminozuren voor, die in allerlei volgorden een eiwitmolecuul kunnen vormen, zodat er in principe een vrijwel oneindig aantal eiwitten zou kunnen bestaan. Eiwitten worden in de cel door het genetische materiaal (DNA) uit aminozuren gevormd. Daarna kunnen er in de cel nog verscheidene chemische veranderingen in aangebracht worden; een voorbeeld is de chemische verknoping van peptidenketens, zodat nog grotere moleculen ontstaan. Het aantal verschillende eiwitten dat in de natuur voorkomt is dan ook erg groot, misschien wel een biljoen.

Eiwitten hebben een groot aantal natuurlijke *functies*. We kunnen bijvoorbeeld de volgende soorten van functies onderscheiden.
1. Katalyseren van chemische reacties, wellicht de belangrijkste functie. Dit betreft enzymen. We zullen er verderop meer over zeggen.
2. Transport van stoffen, bijvoorbeeld van zuurstof door de hemoglobine in bloed. Ook veel van de hierboven genoemde eiwitten in celmembranen horen hierbij.
3. Bescherming tegen vreemde stoffen of microben, dus tegen infectieziekten, in het bijzonder door immuunglobulinen, die als antilichamen werken.
4. Omzetting van chemische energie in mechanische energie, wat betekent dat we krachten kunnen uitoefenen. Dit gebeurt vooral in

spierweefsel, waarbij de eiwitten myosine en actine de centrale rol spelen.

5. Bouwmateriaal, dus het geven van stevigheid of mechanische bescherming, bijvoorbeeld collageen in pezen, aderen, bindweefsel enz., en keratine in haar, opperhuid en nagels. Vooral bij deze eiwitten zijn de peptidenketens sterk verknoopt.
6. Bron van nutriënten (dat zijn de aminozuren) en – in mindere mate – van eetbare energie. Vele organismen slaan dan ook eiwit als reservevoedsel op, in zaden, knollen, eieren, melk, enz.

Plantaardig materiaal bevat alleen categorie 6 en, in kleine hoeveelheden, 1 en 2. Dierlijke producten bevatten eiwitten van alle categorieën.

Men kan eiwitten ook indelen naar hun *conformatie*, dat wil zeggen de ruimtelijke structuur van de peptidenketen. In een globulair eiwit is de peptidenketen op een specifieke manier compact opgevouwen tot een soort bolletje, dat bijvoorbeeld 5 nm groot is. Die opvouwing is essentieel voor de fysiologische functie. Het betreft alle eiwitten van de eerste drie categorieën, en sommige van categorie 4 (o.m. actine) en 6 (o.m. ovalbumine in eieren). Fibrilaire eiwitten hebben gestrekte peptidenketens; bovendien zijn ze vaak chemisch met elkaar verknoopt. Alle eiwitten van categorie 5 horen hiertoe en sommige van 4 (o.m. myosine). Dan zijn er nog andere typen, onder meer eiwitten waarvan de conformatie gemakkelijk verandert, bijvoorbeeld de caseïne uit melk. Ook zijn er mengvormen, zoals het gluten in tarwe.

Eiwitten kunnen een groot aantal *chemische reacties* ondergaan. Hydrolyse leidt tot de vorming van brokstukken, peptiden genoemd, en vaak ook vrije aminozuren. Eiwitten zijn smaakloos maar vele van deze hydrolyseproducten geven een duidelijke smaak; dit speelt een grote rol bij de rijping van allerlei levensmiddelen, in het bijzonder van kaas. Bij hoge temperatuur treden allerlei reacties op. In aanwezigheid van reducerende suikers onder meer Maillard reacties, waardoor smaakstoffen worden gevormd en de voedingswaarde van het eiwit enigszins kan afnemen. Een andere reactie resulteert in de vorming van zwavelwaterstof, en daardoor tot een onaangename smaak.

Globulaire eiwitten kunnen *denatureren*, wat betekent dat ze hun natuurlijke opvouwing verliezen en daarmee hun fysiologische functie als enzym, transporteiwit, enz. Dit kan veroorzaakt worden door toevoeging van bepaalde stoffen, bijvoorbeeld alcohol, en in het bijzonder door verhitten (bijv. bij 75°C). De meeste globulaire eiwitten verliezen dan ook hun oplosbaarheid (denk aan het effect van koken op het wit van een ei), maar niet hun voedingswaarde. Het doden van bacteriën en het inactiveren van ongewenste enzymen door verhitting is ook het gevolg van eiwitdenaturatie.

Eiwitten kunnen verder nuttige functies hebben bij de fabricage van levensmiddelen. Vele kunnen een gel vormen: een oplossing van globulaire eiwitten bij verhitten (bijv. het genoemde wit van een ei, maar ook allerlei plantaardige eiwitten); een oplossing van gelatine (een afbraak-product van collageen) bij afkoeling; en de caseïne in melk door verzuring (bijv. in Bulgaarse yoghurt) of door enzymwerking, wat tot stremming van de melk leidt, de eerste stap in de kaasbereiding. Verder worden eiwitten gebruikt om emulsies (oliedruppels in een waterige vloeistof) en schuimproducten te maken en stabiel te houden.

Enzymen

Een enzym is een *katalysator*, dat wil zeggen een stof die de snelheid van een chemische reactie versnelt, zonder daarbij zelf te reageren; een kata-lysator wordt dus niet verbruikt. Katalysatoren werken meestal al in zeer lage concentraties. Enzymen kunnen reacties heel sterk versnellen, zozeer dat je meestal kunt stellen dat de reactie niet merkbaar verloopt zonder enzym, en (tamelijk) snel in aanwezigheid ervan. Enzymen werken heel specifiek: elk enzym katalyseert één type reactie en vaak maar voor één of enkele zeer nauw verwante stoffen. De reactiesnelheid kan verder afhangen van de aanwezigheid van andere stoffen, die de werking van het enzym bijvoorbeeld kunnen remmen of juist versnellen. Enzymen regelen in elk organisme de vertering van het voedsel en het hele metabolisme, dat wil zeggen de chemische reacties die nodig zijn voor de opbouw van het lichaam en de voortgang van de levensverrich-tingen. Het menselijk lichaam bevat duizenden verschillende enzymen. Enzymologie is dus een belangrijk basisvak voor de voedingsleer.

Enzymen komen ook voor in levensmiddelen. Ze zijn vaak afkomstig van de levende organismen (plant of dier) waarvan het product is afge-leid. Bovendien kunnen bacteriën of andere microben in het voedsel terecht komen en als die kunnen groeien, veranderen ze de samenstel-ling van het voedsel door middel van hun enzymen. Sommige bacteriën scheiden ook enkele enzymen uit in het voedsel. Ten slotte kunnen we enzympreparaten toevoegen, bijvoorbeeld om melk te laten stremmen. Al die enzymen veroorzaken dus chemische reacties in het levensmiddel en die reacties kunnen wenselijk zijn, zoals in allerlei gefermenteerde producten, of ongewenst, als ze bederf veroorzaken. Maar gelukkig kunnen de meeste enzymen door verhitting worden geïnactiveerd (doordat de eiwitmoleculen worden gedenatureerd) om enzymatisch bederf tegen te gaan.

Enzymen worden ingedeeld in klassen. Voor levensmiddelen heel belangrijk is de klasse van *hydrolasen*, enzymen die grote moleculen splitsen in kleinere door middel van wateropname. (Verreweg de meeste namen van enzymen eindigen op ase.) Disachariden kunnen worden gesplitst in monosachariden; sacharose, bijvoorbeeld, wordt door sucrase gesplitst in glucose en fructose. Zetmeel wordt in kleine brokstukken gesplitst door amylase. Dit kun je gemakkelijk waarnemen als je een met zetmeel gebonden soep eet: je merkt dan dat de soep gedurende het eten 'dunner' wordt. Speeksel bevat amylase: elke keer dat je de lepel in je mond en vervolgens in de soep steekt, komt er een beetje amylase in de warme soep terecht, waar het snel kan werken. Zetmeel zorgt voor 'verdikking' van een vloeistof omdat het uit heel grote moleculen bestaat die veel water immobiliseren, maar de gevormde kleine brokstukken doen dat veel minder en daardoor wordt de soep dunner.

Er bestaan ook allerlei proteïnasen, enzymen die eiwitten hydrolyseren tot kleinere brokstukken. Dat zijn vaak smaakstoffen, die bijvoorbeeld een bouillonachtige smaak geven, maar ook wel bittere of gore smaken. Een andere hydrolase is lipase, die triglyceriden splitst in vrije vetzuren en di- en monoglyceriden. Enzymen werken in een waterige oplossing en niet in olie. Lipasen moeten dus hun werk doen op het grensvlak tussen olie en water.

Een andere groep enzymen betreft *oxido-reductasen*. Een voorbeeld is lipoxygenase, dat enkele onverzadigde vetzuren oxideert en daardoor smaakafwijkingen kan geven. Andere enzymen oxideren andere stoffen, bijvoorbeeld vitamine C, dat daardoor onwerkzaam wordt. Verscheidene oxidatiereacties kunnen overigens ook plaats vinden zonder enzymen, mits er zuurstof aanwezig is.

Diversen

Vrijwel alle levensmiddelen bevatten *zouten*. Minerale bestanddelen van zouten betreffen voornamelijk kalium (K), natrium (Na), calcium (Ca), magnesium (Mg), chloor (Cl), fosfaat (PO_4) en sulfaat (SO_4). Dit zijn allemaal nutriënten, maar daarvan zijn er nog veel meer, spoorelementen genaamd, omdat er meestal maar een 'spoor' van aanwezig (en nodig) is. Enkele belangrijke zijn ijzer (Fe), zink (Zn) en jodium (I). Verder zijn er zouten van organische zuren, bijvoorbeeld citroenzuur, azijnzuur en melkzuur; het laatstgenoemde vinden we vooral in gefermenteerde producten, zoals yoghurt en zuurkool. Zouten zijn betrokken bij een groot aantal reacties en bepalen onder meer de zuurtegraad van het product. Het gehalte aan keukenzout (NaCl) bepaalt vooral de zoute smaak.

Alle planten bevatten *fenolverbindingen*. De meeste zijn erg reactieve stoffen. Sommige kunnen bijvoorbeeld door werking van een enzym met luchtzuurstof oxideren tot polyfenolen, vaak bruine kleurstoffen. Dit noemt men enzymatische bruinkleuring (in tegenstelling tot Maillard-ering). Een voorbeeld is al vermeld in Hoofdstuk 3, namelijk snelle bruinkleuring van een doorgesneden appel. Ook natieve fenolverbindingen kunnen invloed hebben op de kleur – bijv. anthocyaan in rode kool – of op de smaak – bijv. de looistoffen (tannine) in thee enz. Ook worden aan polyfenolen wel de gezondheid bevorderende eigenschappen toegeschreven, omdat ze in het lichaam als antioxidant kunnen werken, evenals sommige carotenoïden, waaronder lycopeen (zie Tabel 4.1).

Zo zijn er nog veel meer verbindingen, bijvoorbeeld alle B-vitaminen; enkele daarvan kunnen ook bij reacties in levensmiddelen zijn betrokken. Dierlijke producten bevatten altijd intermediaire stoffen uit de stofwisseling, bijvoorbeeld ureum.

Additieven

Additieven, of met een goed Nederlands woord toevoegstoffen, zijn al duizenden jaren oud. Denk aan zout, azijn, suiker, sulfiet. Overigens is de grens tussen een ingrediënt en een additief nogal vaag; bij additieven denkt men meestal aan kleine toevoegingen, bijvoorbeeld 1% of minder. Verreweg de meeste additieven worden geïsoleerd uit levende materie: planten, dieren, microben. Het zijn dus natuurlijke stoffen. Sommige worden gesynthetiseerd, maar de meeste daarvan zijn identiek aan natuurlijke stoffen: alle vitaminen, de conserveermiddelen benzoëzuur en sorbinezuur, het nutriënt lysine (een aminozuur), en verscheidene andere. Niet van nature voorkomende additieven betreffen voornamelijk sommige kleurstoffen, antioxidanten, en emulgatoren.

Tabel 4.2 geeft de voornaamste typen additieven, met enkele voorbeelden. De functie die ze hebben bij de bereiding en de bewaring, en bij en na het eten van levensmiddelen, is voor de meeste al duidelijk uit de naam, of uit het bovenstaande. Nutriënten worden besproken in Hoofdstuk 7, conserveermiddelen in Hoofdstuk 11. Meelverbeteraars zorgen voor een gelijkmatiger kruimstructuur van het gerezen brood, wat het oudbakken worden enigszins tegengaat. Emulgatoren worden gebruikt om olie in een waterige vloeistof in fijne druppels te verdelen en verdeeld te houden; ze worden ook wel toegepast bij het maken van schuimproducten en voor nog andere functies. Antiklonteringsmiddelen zorgen ervoor dat een poederachtig product gemakkelijk gedoseerd kan worden.

Echte en vermeende gevaren van het gebruik van additieven worden besproken in Hoofdstuk 6.

Tabel 4.2 *Enkele voorbeelden van additieven. Die met * gemerkt worden gesynthetiseerd.*

Type	Voorbeelden	Gebruik toegestaan in onder meer:
Smaakstoffen	Azijnzuur	Vleeswaren, conserven, rijst
	Glutamaat	Vleeswaren, sauzen, soep
	Karamel	Vrij algemeen
	Citral*	Limonade
Zoetstoffen*	Sacharine, acesulfaam, aspartaam	Bier, frisdrank, desserts, ijs, snoepgoed, kauwgum
	Xylitol, sorbitol	Desserts, ijs, ontbijtgranen
Kleurstoffen	Amarant*	Vla, frisdrank, vruchtenwijn
	Annatto	Vla, frisdrank, margarine, kaas
	Bietenrood	Vla, frisdrank, jam, worst
Verdikkingsmiddelen	Zetmeel	Algemeen
	Pectine	Jam, groenten
	Alginaat, carrageen	Jam, room, ijs
	Gelatine	Vrij algemeen
Conserveermiddelen	Antibiotica	In het algemeen verboden
	Benzoëzuur*	Sauzen, jam, vis, augurken, snacks, yoghurt, soep
	Sorbinezuur*	Roggebrood, afbakbrood, wijn
	EDTA*	Ingeblikte groenten, vis, sauzen
	Nitraat	Vleeswaren, kaas
	Sulfiet	Groenten, vruchten, jam, wijn
Antioxidanten	Tocoferol* (Vit. E)	Oliën, vetten, soep
	Butylhydroxyanisool*	Idem, sauzen, cakemix
	Vitamine C*	Soep, vleeswaren, bier, karnemelk
Zuurteregelaars	Organische zuren	Vrij algemeen
	Fosfaten, citraten	Smeltkaas, vleeswaren
Meelverbeteraars	Monoglyceriden	Brood
Rijsmiddelen	Gist, Na-bicarbonaat	Brood, bakwaren
Emulgatoren	Monoglyceriden, lecithine	Margarine, ijs, room, deegwaren
	Tweens*	IJs
Antiklonterings-middelen	Fosfaten, silicaten	Zout, puddingpoeder, oploskoffie
Micronutriënten	Vitaminen*, spoorelementen	Vrij algemeen

5 KWALITEIT VAN LEVENSMIDDELEN

Wat is kwaliteit?

Het begrip kwaliteit wordt op allerlei manieren gedefinieerd. Tegenwoordig wordt er meestal onder verstaan: "voldoen aan de wensen van de gebruiker". Ook de auteurs zijn van mening dat dit de beste definitie is, maar daarmee zijn we er niet. Het is makkelijk gezegd maar moeilijk gedaan, want het valt niet mee om producten zo te maken dat ze voldoen aan de wensen van de gebruiker, in dit geval de consument. Er zijn een aantal problemen:

- In de eerste plaats lopen de wensen van de consument sterk uiteen. Dat komt ten dele door verschillen in leefomstandigheden: ben je arm of rijk; woon je op Vlieland of in het hartje van Amsterdam; heb je tijd genoeg om boodschappen te doen en uitgebreid te koken of juist niet; doe je zware lichamelijke arbeid of zit je voornamelijk achter je bureau; enz. Andere verschillen zijn fysiologisch van aard: leeftijd, gezondheid, verschil in smaakgewaarwording door verschillen in de gevoeligheid van smaak- en reukorganen; enz. Bovendien zijn er grote verschillen in het belang dat gehecht wordt aan bepaalde kwaliteitskenmerken, bijvoorbeeld: de een is sterk gericht op het eten van voedsel dat kan bijdragen aan een goede gezondheid, een ander laat het koud. Verder is de een erg traditioneel in de voedselkeuze en niet gesteld op nieuwigheden, zoals gemaksvoedsel, terwijl de ander dat juist wel wil. Ten slotte veranderen allerlei oordelen over wat goed is met de tijd, zeker als het gaat om voeding en gezondheid: geregeld is er weer een nieuwe mode.
- Een ander probleem is dat de gemiddelde consument lang niet alle kwaliteitsaspecten kan beoordelen. Smaak en allerlei gebruikseigenschappen van het levensmiddel wel, maar de veiligheid van het voedsel niet. Toch is dat laatste van groot belang, voor de consument, de producent en de overheid. Dat de consument onvoldoende kennis heeft om een kwaliteitsaspect te beoordelen betekent niet dat hij of zij er geen oordeel over heeft, integendeel. En wat de consument er van denkt, gefundeerd of ongefundeerd, bepaalt zijn of haar voorkeur.
- Verder verschilt de aard van de verschillende kwaliteitsaspecten. Sommige kun je vertalen in criteria die objectief zijn vast te stellen, bijvoorbeeld in het gehalte aan een bestanddeel, wat analytisch bepaald kan worden. Maar bij andere kan dat helemaal niet, omdat ze heel subjectief zijn. De smaak kan alleen maar door de eter worden beoordeeld. De meeste subjectieve oordelen betreffen geen *intrinsieke* kenmerken, dat wil zeggen kenmerken die voortkomen uit de fysieke

eigenschappen van het levensmiddel, maar *extrinsieke*, die vaak emotioneel bepaald zijn. We komen daar nog op terug.
- Ten slotte moet de producent soms rekening houden met kwaliteitseisen die andere gebruikers stellen, voornamelijk de supermarkt. Verder is voor de primaire producent, met name de boer, de netto opbrengst van zijn producten een belangrijk kwaliteitsaspect.

Al met al is het erg lastig om uit te zoeken wat de fabrikant moet doen om aan de kwaliteitseisen van de consument te voldoen. Grote ondernemingen laten marktonderzoek doen, een dure aangelegenheid. Daarbij worden aan een groep consumenten specifieke vragen gesteld over een product en/of wordt hun een aantal varianten van een product ter beoordeling voorgezet. Het is moeilijk om een groep consumenten te vinden die representatief is voor de gemiddelde consument en die groot genoeg is om een betrouwbaar oordeel te krijgen.

Productkenmerken

We beschouwen hier intrinsieke kwaliteit. De wensen van de consument moeten dus vertaald worden in kenmerken van het product. Daartoe worden ze eerst in categorieën ingedeeld. Elke categorie kent weer subcategorieën. Bovendien moeten voor elk product voor elke (sub)categorie criteria worden vastgesteld waar het product aan moet voldoen. Hieronder volgt een indeling in en een korte bespreking van categorieën.
- *Veiligheid.* Dit is uiteraard een heel belangrijk kenmerk. In het algemeen is het goed mogelijk om vast te stellen of de consumptie van een levensmiddel veilig is. Bij uitzondering komt het voor dat een nieuwe veroorzaker van een ziekte wordt gevonden, zoals nog niet zo lang geleden voor BSE, een nieuwe variant van de ziekte van Creutzfeldt-Jakob. Voedselveiligheid is het onderwerp van Hoofdstuk 6.
- *Voedingswaarde.* Deze hangt direct af van de samenstelling van het product. Meestal is de voedingswaarde tamelijk objectief vast te stellen, maar er zijn ook aspecten waarover de deskundigen nogal van mening verschillen. Voedingswaarde wordt besproken in Hoofdstuk 7.
- *Bekomzaamheid.* Een levensmiddel kan veilig zijn en een goede voedingswaarde hebben, maar toch kan het je soms slecht bekomen. Sommige mensen hebben last van 'winderigheid', of zelfs lichte diarree, na het eten van bruine bonen. Alcoholhoudende drank kan je in een goede stemming brengen, maar te veel alcohol leidt tot een kater. Heel wat mensen hebben last van slapeloosheid na het drinken van sterke koffie. Ongemakken van dit type verschillen sterk van mens tot mens en bekomzaamheid is dus een erg subjectief kenmerk.

- *Gebruikseigenschappen*. In de eerste plaats moet het voedsel gemakkelijk eetbaar zijn: je moet er zonder knoeien een hap van kunnen nemen en het moet kauwbaar zijn. Maar het betreft ook en vooral handelingen die aan het eten vooraf gaan. Meel moet geschikt zijn om er beslag of deeg van te maken. Boter en margarine moeten smeerbaar zijn en niet erg spetteren bij verhitting in de koekenpan. Allerlei poeders moeten gemakkelijk opgelost kunnen worden, liefst zonder hardnekkige klontjes te vormen, en een suikerklontje moet snel oplossen in de thee. Slagroom moet zich snel en zonder veel moeite laten opkloppen tot een stevig en stabiel schuim. Enzovoort, te veel om op te noemen. Voor veel mensen is het *gebruiksgemak* een erg belangrijk kwaliteitsaspect. Er zijn tegenwoordig heel wat producten waar dat gemak is 'ingebouwd'. Denk aan: snelkookrijst; kant-en-klare cakemix; schoongemaakte en voorgesneden groente. Nog meer gemak leveren belegde broodjes, toetjes, salades, enz., die zonder toebereiding gegeten worden; gerechten die alleen maar opgewarmd hoeven te worden; of zelfs hele maaltijden. De meeste gebruikseigenschappen zijn tamelijk objectief vast te stellen.
- *Houdbaarheid* is een belangrijke producteigenschap, vooral voor mensen die weinig gelegenheid hebben om boodschappen te doen (of er weinig zin in hebben). Conservering wordt besproken in Hoofdstuk 11. Aan de andere kant willen mensen vaak 'vers' voedsel; zie daarvoor ook Hoofdstuk 10, dat over bederf gaat.
- *Eetkwaliteit*, voor velen de eerste eigenschap waar ze aan denken als het om kwaliteit gaat. Het betreft de sensorische waarneming van smaak, geur, mondgevoel en nog het een en ander. Het wordt in Hoofdstuk 9 besproken.
- *Uiterlijk*, dus vorm, kleur en glans. Dit is net als smaak en geur een sensorisch, dus subjectief kenmerk. Consumenten zien het als een eigenschap die informatie geeft over de versheid of de rijpheid van het levensmiddel. Verder kun je vinden dat een bord met eten niet alleen smakelijk moet zijn, maar er ook fleurig uit moet zien.
- *Informatie*. Zeker als je een nieuw product koopt, of een product in een nieuwe vorm, wil je weten wat je er mee kunt of moet doen om het geschikt te maken om te eten. Duidelijke en volledige informatie op de verpakking is dan een wezenlijk kwaliteitskenmerk. Ook informatie over de hoeveelheid, de samenstelling en de houdbaarheid van het product is gewenst. Vooral mensen die overgevoelig zijn voor bepaalde voedselbestanddelen willen precies weten wat er in zit.

Gevoelswaarde

Dit aspect wordt ook wel emotionele kwaliteit genoemd. Behalve de hierboven genoemde subjectieve kenmerken omvat het ook extrinsieke eigenschappen, die niet voortkomen uit de fysieke eigenschappen van het levensmiddel. Sommige marktkundigen onderscheiden een aantal typen consumenten. Dit betreft dan bijvoorbeeld de eigenschappen:

- *Prijsbewust*. Dit spreekt voor zich. De consument kan de prijs exact te weten komen, maar in veel mindere mate de verhouding tussen prijs en voedingswaarde.
- Veel belang hechten aan de *gezondheidsaspecten* van het voedsel. Zoals al gezegd, lopen de meningen hierover sterk uiteen.
- Gesteld op *gebruiksgemak*. Dit wil zeggen dat deze mensen snel en zonder veel moeite maaltijden klaar willen maken.
- *Traditioneel*, wat ongeveer het tegendeel van de vorige categorie betekent. Dit betreft mensen die zelf veel aan de bereiding van het eten doen en die graag uitgaan van traditionele ingrediënten en producten.
- *Hedonistisch*, wat in dit geval wil zeggen: erg gesteld op lekker eten.
- *Avontuurlijk*, ofwel gesteld op variatie en nieuwigheden, bijvoorbeeld voedsel uit verre landen.
- *Diervriendelijk*. Dit betreft in ieder geval vegetariërs. Maar het kan minder ver gaan, bijvoorbeeld de voorkeur geven aan scharreleieren en bezwaar hebben tegen vlees van z.g. kistkalveren. Dezelfde mensen hebben vaak ook een voorkeur voor plantaardige producten die op een traditionele wijze zijn verbouwd, zonder aantasting van het landschap.
- Voorstanders van een *duurzame productie* van levensmiddelen, dat wil zeggen, zonder uitputting van natuurlijke hulpbronnen. Veel van deze mensen geven de voorkeur aan 'biologische' producten, geteeld zonder gebruik van 'chemische' bestrijdingsmiddelen en kunstmest. Zo zijn er nog wel meer maatschappelijke of politieke overwegingen die invloed kunnen hebben op de gewenste herkomst van een levensmiddel.

De meeste consumenten vinden meer dan één van de bovengenoemde aspecten van belang. In het algemeen geldt dat naarmate de welvaart toeneemt meer aspecten, vooral de laatstgenoemde, van belang worden. Bij armoede is vooral de prijs doorslaggevend. Er is dus een zekere hiërarchie van emotionele kwaliteitsaspecten.

Het zal niet verbazen dat het heel moeilijk is om de emotionele voorkeur van consumenten vast te stellen. Het vraagt uitgebreid consumentenonderzoek en een moeilijke analyse van de onderzoeksresultaten. Bovendien kunnen voorkeuren soms snel veranderen.

Kwaliteitszorg

Georganiseerde kwaliteitszorg is betrekkelijk nieuw, beginnend aan het einde van de negentiende eeuw. Voor die tijd was de variatie in kwaliteit van veel producten enorm. Zoals mag blijken uit Figuur 5.1 kwam er ook heel veel vervalsing voor. Dit betrof onder meer: water bij de wijn en bij de melk; een goedkoop oliemengsel duur verkopen als olijfolie; amandelspijs die gemaakt is van witte bonen; zetmeel in room; krijtpoeder in bloem; margarine in boter. Het laatstgenoemde resulteerde in een sterke vermindering van de export van boter naar Engeland en gaf daardoor aanleiding tot vroege wetgeving. De "Boterwet" verbood bijmenging met margarine, gaf voorschriften voor de controle op vervalsing en voor de bepaling ervan, en regelde het gebruik van een garantiemerk.

Door de opkomst van de levensmiddelenindustrie werd controle belangrijker geacht, omdat de consument vrijwel geen zicht heeft op de industriële fabricage. Maar ze werd ook veel beter mogelijk, omdat het nu om veel grotere, dus veel minder partijen gaat. De kwaliteitszorg is nu overwegend goed in ons land, al zijn er grote verschillen al naar de aard van het kwaliteitsaspect. De Voedsel en Waren Autoriteit controleert vooral op samenstelling en voedselveiligheid, de industrie zelf op andere aspecten. Ook dat verschilt nogal per branche. De zuivelindustrie kent al heel lang regelmatige keuringen van eindproducten, onder meer op smaak en consistentie. De veilingen van groenten en fruit hebben heel lang alleen op het uiterlijk van de aangevoerde producten gelet, wat aanleiding heeft gegeven tot veel achteruitgang in smaak; onderdehand is er meer aandacht voor, met gunstig resultaat.

Goede kwaliteitszorg omvat heel wat en de betrokkenen moeten gedetailleerde kennis hebben van het product en van de bereidingsprocessen om het voor elkaar te krijgen. In de eerste plaats moeten *kwaliteitscriteria* worden vastgesteld, dat wil zeggen criteria waar het proces, een halffabrikaat of het eindproduct aan moet voldoen. Vervolgens moet er *kwaliteitscontrole* (inspectie) zijn, maar dat helpt niet als je met de uitkomsten niets doet. Dus moet er een systeem van *kwaliteitsborging* worden opgezet. Dat houdt in maatregelen die genomen moeten worden als er een bepaalde afwijking van de norm is, en bovendien controle op de uitvoering van die maatregelen.

Voorzover het de veiligheid van het voedsel betreft moeten fabrikanten tegenwoordig gebruik maken van genormaliseerde methoden van het HACCP-systeem, dat betekent: "Hazard analysis/Critical control points". Dat werkt zeer verfijnd en er worden praktisch geen fouten mee gemaakt. Bedrijven die na (jaarlijkse) inspectie aan de normen blijken te voldoen, worden gecertificeerd. Soortgelijke regels gelden voor ambachtelijke bereiders, de horeca en institutionele keukens. Bovendien wordt er in Europees verband een systeem ontwikkeld waardoor van elk verpakt levensmiddel kan worden nagegaan waar en wanneer

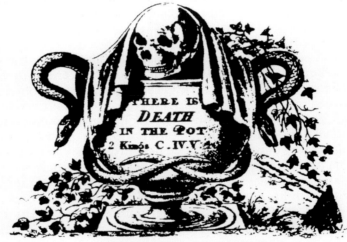

A TREATISE

ON

ADULTERATIONS OF FOOD,

AND

Culinary Poisons,

EXHIBITING

THE FRAUDULENT SOPHISTICATIONS

OF

BREAD, BEER, WINE, SPIRITUOUS LIQUORS, TEA, COFFEE,

Cream, Confectionery, Vinegar, Mustard, Pepper, Cheese, Olive Oil, Pickles,

AND OTHER ARTICLES EMPLOYED IN DOMESTIC ECONOMY.

AND

Methods of detecting them.

THERE IS
DEATH
IN THE POT
2 Kings C. IV V 4

THE SECOND EDITION.

BY FREDRICK ACCUM,

Operative Chemist, Lecturer on Practical Chemistry, Mineralogy, and on Chemistry
applied to the Arts and Manufactures; Member of the Royal Irish Academy;
Fellow of the Linnæan Society: Member of the Royal Academy of
Sciences, and of the Royal Society of Arts of Berlin, &c. &c.

London:
SOLD BY LONGMAN, HURST, REES, ORME, AND BROWN,
PATERNOSTER ROW.
1820.

Figuur 5.1 *Voorpagina van een in 1820 verschenen boek over voedselvervalsing en –mishandeling.*

het is gemaakt ("tracking & tracing"), zodat vastgesteld kan worden wat de oorzaak was als er iets is misgegaan. Een fabrikant maakt zelf uit hoe hij zorgt dat aan andere kwaliteitscriteria wordt voldaan.

Een belangrijk aspect is nog dat kwaliteitszorg gerealiseerd wordt door de gehele *keten*. De afnemer (vaak een supermarkt) en de overheid stellen eisen aan het eindproduct en de fabrikant moet daar voor zorgen. Deze stelt daarom kwaliteitseisen aan de leveranciers van grondstoffen en hulpstoffen. Die zullen op hun beurt eisen stellen aan de primaire producent, vaak de boer. Laatstgenoemde stelt ook eisen aan zijn grondstoffen, bijvoorbeeld aan de leverancier van diervoeding als hij veehouder is. Een voorbeeld is het voorkomen in melkproducten van zogenaamde aflatoxinen, die schadelijk voor de gezondheid kunnen zijn. De oorsprong daarvan is groei van een bepaalde schimmel (*Aspergillus flavus*) op sommige soorten veevoer. Die schimmel maakt de toxinen, en de koe krijgt ze via het voer binnen; de koe scheidt dan een deel ervan uit in de melk, en zo komt het spul in de producten terecht. Hier is duidelijk waar de oorzaak ligt: niet goed bewaren van de grondstoffen voor het veevoer, en daar moet dus op gecontroleerd worden.

6 VOEDSELVEILIGHEID

Er kunnen allerlei stoffen of organismen in levensmiddelen voorkomen die ons ziek kunnen maken. We moeten hierbij onderscheid maken tussen acute en chronische ziekten.

Acute verschijnselen doen zich voor binnen één of hoogstens twee dagen (soms zelfs binnen enkele minuten). In het algemeen treden ze op bij een relatief hoge dosis van een gevaarlijke stof of een flinke besmetting met een pathogeen organisme.

Chronische verschijnselen doen zich pas na verloop van tijd voor en ze kunnen dan heel lang aanhouden. Ze worden vaak veroorzaakt door een relatief lage dosis van stoffen die zich in het lichaam ophopen – bijvoorbeeld DDT en dioxinen die in vetweefsel terecht komen of sommige metalen in botweefsel – of door organismen die zich in het lichaam kunnen vestigen. Ook komt het voor dat niet de opgenomen stof, maar een schadelijk omzettingsproduct daarvan zich ophoopt; of dat een schadelijk effect in een orgaan van het lichaam, bijvoorbeeld de darm of de lever, zich langzaam uitbreidt.

We zullen in dit hoofdstuk eerst de verschillende categorieën van ziekteveroorzakers bespreken en daarna een evaluatie van de risico's geven. Overigens kunnen de meeste ziekmakende stoffen en organismen die we via voedsel binnen kunnen krijgen ons ook via andere wegen bereiken: via drinkwater, ademlucht, of door direct contact met allerlei dingen en (zieke) mensen en dieren.

Toxische stoffen

Toxische of giftige stoffen – als ze van biologische oorsprong zijn meestal toxinen genoemd – grijpen in op fysiologische processen in het lichaam, dat wil zeggen op een of enkele van de vele duizenden chemische reacties die erin voorkomen. Daardoor ontstaan ontsporingen in de stofwisseling, bijvoorbeeld ophoping van ongewenste stoffen of vermindering van voor het lichaam essentiële reactieproducten. Dat kan tot ziekte leiden en soms zelfs tot de dood. Het ligt er natuurlijk aan hoeveel van de stof je binnen krijgt.

Eigenlijk kun je niet spreken van giftige stoffen. In de 16e eeuw stelde de arts en chemicus Paracelsus al vast dat elke stof giftig is, als je er maar genoeg van opneemt. Het is dus de *dosis* die bepaalt of er ziekte zal optreden. We moeten dus voor elke verdachte stof een zogenaamde dosis-effect-relatie bepalen. Figuur 6.1 geeft een heel schematisch voorbeeld. Er is een *kritieke dosis* waarboven een nadelig effect optreedt, en er is een nog weer hogere kritieke dosis die tot de dood leidt. De kritieke

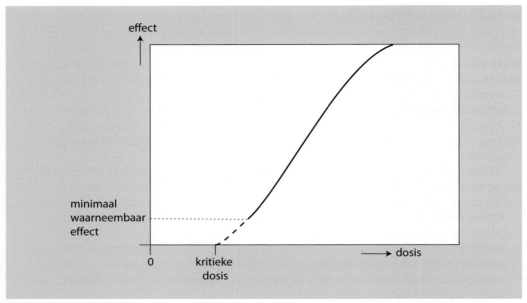

Figuur 6.1 *Globale relatie tussen de dosis van een toxische stof en het ongewenste effect ervan op het lichaam.*

doses zijn sterk verschillend voor verschillende stoffen. Zo vinden we ongeveer voor de dodelijke dosis van:

ethanol (gewone alcohol)	500 gram
arseentrioxide (rattenkruid)	100 milligram
botuline (een bacteriële toxine)	minder dan 10 microgram.

Dat loopt dus ongeveer een factor 100 miljoen uiteen. Bovendien verschilt de schadelijke dosis voor verschillende mensen.

Toxicologen – de deskundigen op dit gebied – bepalen van elke verdachte stof met behulp van verschillende dierproeven wat de kritieke dosis is voor een schadelijk effect; de doses worden gegeven per kg lichaamsgewicht. De maximale dagelijkse dosis die een mens mag opnemen wordt dan gesteld op één honderdste van de kritieke dosis. Die ruime *veiligheidsmarge* wordt aangehouden omdat er mogelijk een verschil in gevoeligheid is tussen mensen en de proefdieren; en omdat, zoals gezegd, er verschillen zijn van mens tot mens.

In beginsel worden alle toxische stoffen door het lichaam afgebroken of uitgescheiden, maar de tijdsduur waarin dat gebeurt kan sterk variëren. De *halveringstijd* (ook wel halfwaardetijd genoemd) geeft aan hoe lang het duurt voor de helft van de stof nog in het lichaam aanwezig is. Is die bijvoorbeeld een dag, dan is in het eenvoudigste geval na één dag nog de helft aanwezig, na twee dagen een kwart, na drie dagen een achtste, enz. Halveringstijden variëren van een uur tot tientallen jaren. Voor toxische stoffen die een lange halveringstijd hebben, of die op andere wijze chronische effecten veroorzaken, worden in het algemeen grotere veiligheidsmarges genomen, bijvoorbeeld een factor duizend.

Toxische stoffen kunnen van verschillende *oorsprong* zijn. We onderscheiden de volgende categorieën:

- Van *nature* aanwezige stoffen. In de levende natuur komen zeer veel giftige stoffen voor. Dat is niet verwonderlijk, want gedurende honderden miljoenen jaren is er een sterke selectiedruk geweest op de eigenschap om niet opgegeten te worden. Die kan gerealiseerd worden door fysieke verdediging (stekels, tanden, klauwen, een 'harnas'); vluchtmogelijkheden; onvindbaarheid; of oneetbaarheid. Oneetbaarheid kan tot stand komen door een afschuwelijke smaak, of door een slechte bekomzaamheid: misselijk of ziek makend, of dodelijk. Allerlei organismen bevatten dan ook voor ons giftige stoffen, vooral heel veel planten. Bij enkele dieren vinden we ze ook, met name bepaalde schelpdieren en enkele tropische vissen (vaak zijn dat toxinen afkomstig van algen die door deze dieren gegeten zijn), maar niet bij vogels of zoogdieren. Wel bevatten allerlei *fungi* toxinen (mycotoxinen genoemd), waaronder enkele gisten en veel schimmels – onder meer de al genoemde *Aspergillus flavus* – maar ook paddestoelen, zoals de sterk giftige vliegenzwam. Toxinen worden ook door sommige bacteriën gemaakt: zie verderop. De meeste giftige planten hebben we door schade en schande leren kennen, maar toch zijn onze dagelijkse levensmiddelen er niet allemaal vrij van. Cassave, een belangrijk stapelvoedsel in veel tropische landen, bevat een stof die bij beschadiging van de cellen door enzymwerking blauwzuur oplevert. Door intensief raspen of fijn malen vervluchtigt het blauwzuur, maar dat gebeurt niet altijd even goed. De meeste peulvruchten bevatten toxische eiwitten die de darmfunctie sterk aantasten; ze worden bij koken door denaturatie onschadelijk gemaakt, maar je moet peulvruchten niet rauw eten (honger mag rauwe bonen zoet maken, maar niet veilig). Rabarber en spinazie bevatten vrij wat oxaalzuur en als je veel van deze groenten eet kun je nierstenen krijgen.
- Ontstaan tijdens *bewaring* of *bewerking*. Sommige bacteriën kunnen gedurende bewaring van het levensmiddel toxinen vormen. Toxische en mutagene stoffen (zie verderop) kunnen worden gevormd bij het roken van vis en vlees; tegenwoordig wordt dit conserveringsproces niet zo veel meer toegepast en als het gebeurt op een veel veiliger manier. Ook bij te intensief verhitten van allerlei voedsel kunnen mutagene stoffen worden gevormd. Verdere vorming van toxische stoffen door bewerking komt bijna niet meer voor.
- *Toevoegstoffen* (additieven). In het verleden zijn vooral giftige conserveermiddelen in te grote hoeveelheden gebruikt, met alle

gevolgen van dien. Nu worden er in de Europese Unie strenge eisen aan additieven gesteld en ze krijgen na goedkeuring een 'E-nummer', als waarborg voor hun veiligheid. Jammer genoeg beschouwen veel consumenten een E-nummer juist als een teken van onveiligheid, of in ieder geval ongewenstheid. Tabel 4.2 geeft een overzicht van soorten toegestane additieven. Er zijn geen gevallen bekend dat deze additieven tot ziekte van consumenten hebben geleid. (Maar je kunt er natuurlijk ook andere bezwaren tegen hebben: onnatuurlijk, dier-onvriendelijk.) Een ander voorbeeld is dat plantaardig voedsel (bijv. spinazie) te veel nitraat (NO_3) bevat door overmatig gebruik van stik-stofhoudende kunstmest. Tegenwoordig zijn er sterke aanwijzingen dat de gevaren van een hoge nitraatopname nogal wat kleiner zijn dan gedacht werd. Wel wordt aanbevolen baby's tot ze 6 maanden oud zijn geen verse of gekookte bladgroenten te geven.

- *Milieucontaminanten* zijn overal, in de lucht, in water, in grond enz. Ook levensmiddelen raken er mee besmet; planten vooral op hun oppervlak, dierlijke producten via de longen of de maag van het dier, dus vaak via besmette planten. Het betreft heel veel verschillende stoffen, maar voor voedsel zijn vooral van belang stoffen die een lange halveringstijd in het lichaam hebben. Dat betreft zware metalen, bijv. lood en kwik, en allerlei chloorhoudende koolwaterstoffen, bijv. dioxinen. Vissen kunnen vrij grote hoeveelheden van organische kwikverbindingen bevatten: kleine waterdiertjes krijgen de stof binnen, ze worden gegeten door bijv. garnalen, die worden gegeten door kleine vissen, welke op hun beurt prooi zijn van grote vissen, die ten slotte worden gevangen voor menselijke consumptie. In al die stappen hoopt de kwikverbinding zich verder op, en als je dagelijks een ons of meer van die vis zou eten heb je kans meer dan de veilig geachte dosis binnen te krijgen (niet als je een of twee keer per week vis eet). Ook sommige bestrijdingsmiddelen voor landbouwgewassen, zoals DDT, werden verdacht gevonden. Nu is gebruik daarvan in het algemeen verboden, en voor toegestane bestrijdingsmiddelen zijn maximale gehalten vastgesteld, waarop wordt gecontroleerd. Hoewel die normen nog wel eens een beetje worden overschreden komen er geen ziektegevallen voor, ook niet na de beruchte dioxine-affaires met kippenvlees enz. (Dit alles neemt niet weg dat bestrijdingsmiddelen wel degelijk schadelijk kunnen zijn voor 'de natuur'.)

De *maatregelen* die genomen moeten worden om de aanwezigheid van toxische doses van chemische stoffen in levensmiddelen te voorkómen lopen sterk uiteen al naar de aard van de stof en de aard van het product. Vaak kan men besmetting voorkómen, of verwijderen, bijv. door wassen of schillen van fruit of groenten. Toxische eiwitten kunnen onschadelijk gemaakt worden door verhitten. Het allerbelangrijkste is dat de overheid maximale doses vaststelt en daarop controleert.

Mutagene stoffen

Deze stoffen kunnen het genetische materiaal in de lichaamscellen beschadigen. De genetische eenheid is het *gen*. Elk gen produceert kopieën van een specifiek eiwitmolecuul. De meeste daarvan zijn fysiologisch actieve eiwitten die nodig zijn voor de stofwisseling. Als zo'n gen beschadigd raakt, wordt er dus een veranderd eiwit gemaakt. Meestal resulteert zo'n mutatie in een verandering in de stofwisseling van de betreffende cel. Nu beschikt de cel over een aantal reparatiemechanismen om het gen, en daarmee de productie van het eiwit, weer in het juiste spoor te brengen. Dat lukt niet altijd, en de cel zal dan vaak afsterven. Een enkele keer kan de cel veranderen in een kwaadaardige tumorcel, met als gevolg dat er een kankergezwel ontstaat. De mutagene stof is dan ook *carcinogeen*. Nu is de vorming van een tumorcel een heel ingewikkeld proces, dat uit meerdere stappen bestaat; sommige daarvan zijn reversibel en andere niet. Vaak is er behalve een carcinogene stof ook een tumorpromotor nodig.

De mutageniteit van een stof is gemakkelijk in het laboratorium aan te tonen, maar lang niet alle mutagene stoffen zijn ook carcinogeen. En vaststellen of, en in welke mate, een stof carcinogeen is valt niet mee. In de eerste plaats duurt het vaak lang voordat een tumor wordt gevormd, soms zelfs dertig jaar nadat iemand begonnen is carcinogene stoffen in te nemen. Ten tweede verschillen mensen sterk in de gevoeligheid voor (de betreffende vorm van) kanker; zelfs van zware rokers krijgt maar ongeveer één op de drie echt longkanker. Bovendien bevatten haast alle levensmiddelen ook kanker modulerende stoffen. Sommige verhogen de gevoeligheid voor een vorm van kanker, zoals alcohol; andere stoffen verlagen die juist, zoals sommige eiwitten en misschien ook antioxidanten. Ten slotte kun je met mensen geen proeven doen en de resultaten van onderzoek aan proefdieren zijn lang niet altijd representatief voor mensen. (Proefdieronderzoek is in het algemeen wèl geschikt om toxiciteit vast te stellen.)

Een ander verschil tussen toxische en carcinogene stoffen is dat er voor de laatstgenoemde geen kritieke dosis is: de kans op het ontstaan van tumoren is waarschijnlijk gewoon evenredig aan de hoeveelheid van de stof die je binnen hebt gekregen. In het algemeen is de kans op tumorvorming zo klein dat die niet bepaald kan worden. Bovendien kunnen we carcinogene stoffen ook op andere manieren binnen krijgen. Dat alles houdt in dat we van de kans die mensen lopen om door bestanddelen van het voedsel kanker te krijgen veel minder weten dan van de gevaren van toxische stoffen. Het blijft bij ruwe schattingen.

Sommige levensmiddelen bevatten *van nature* carcinogene stoffen, vooral schimmels en paddenstoelen; we hebben de aflatoxinen al genoemd, en daar wordt scherp op gecontroleerd. Sommige kruiden en specerijen bevatten bepaalde alkaloïden die op z'n minst verdacht zijn, maar daar eet je in het algemeen niet veel van. Onder nog niet helemaal opgehelderde omstandigheden kunnen in het maagdarmkanaal uit stikstofhoudende stoffen carcinogene nitrosamiden worden gevormd. Zoals al gezegd, kan intensieve verhitting van voedsel tot vorming van mutagene, mogelijk carcinogene, stoffen leiden. Zwarte korstjes aan gebakken, gebraden of geroosterde producten zijn dus verdacht. Soortgelijke stoffen kunnen ontstaan in plantaardige oliën bij langdurig verhitten. In sommige producten, bijvoorbeeld patat frites, komen soms sporen van het carcinogene acrylamide voor. Verdachte *milieucontaminanten* die in het voedsel terecht kunnen komen zijn onder meer de dioxinen, die als tumorpromotor werken.

Behalve door mutagene stoffen zijn er nog andere manieren om mutaties op te wekken, onder meer door hoog-energetische straling. Zulke straling wordt onder meer uitgezonden door radioactieve elementen; men spreekt dan van *radionucliden*. Radioactieve stoffen zijn overal: in de lucht, in water, in grond, en ook in alles wat leeft, dus in levensmiddelen; het betreft dan vooral Kalium[40]. Als er radionucliden in de atmosfeer komen door ontploffing van een atoombom of een ernstig ongeluk met een kerncentrale, kunnen levensmiddelen sterk besmet raken. Men is dan vooral beducht voor elementen die in het lichaam worden opgehoopt, bijvoorbeeld Jodium[131] in de schildklier of Strontium[90] in botten, die daardoor dus een grotere kans geven om tumorvorming te veroorzaken. Gelukkig zijn radioactieve stoffen heel gemakkelijk op te sporen en te kwantificeren, zodat spoedig beschermende maatregelen genomen kunnen worden. Het beruchte reactorongeval in Tsjernobyl heeft in onze streken dan ook geen ernstige gevolgen gehad (de kans op kanker ten gevolge van de besmetting wordt geschat op minder dan één geval in Nederland).

Prionen

Er is een eiwit in onze hersenen waarbij het hoogst zelden kan voorkomen dat een molecuul een bepaalde andere conformatie (een andere opvouwing van de peptideketen) aanneemt, waardoor het zijn natuurlijke functie niet meer kan uitoefenen. Het veranderde molecuul wordt *prion* genoemd. Prionen zijn 'besmettelijk', wat wil zeggen dat aangrenzende eiwitmoleculen van dezelfde samenstelling ook prionen worden. Dat gaat gestaag verder en daardoor vallen allerlei hersenfuncties uit; de patiënt lijdt nu aan de dodelijke ziekte van Creutzfeldt-Jakob. Prionen kunnen ook gevormd worden in de hersenen van runderen, hoogstwaarschijnlijk alleen als de dieren voer krijgen waarin resten van hersenweefsel van runderen is verwerkt. Men noemt de ziekte dan BSE of 'gekkekoeienziekte'. Het blijkt nu dat sommige vleesproducten van met prionen besmette dieren ook prionen kunnen bevatten en dat een consument daarvan bij uitzondering deze dodelijke ziekte krijgt. Om dat te voorkomen is het tegenwoordig verboden om alle soorten 'diermeel' in veevoer te verwerken en resten van dierlijke hersenen of ruggenmerg in vleesproducten. Prionen worden niet geïnactiveerd door de gebruikelijke verhitting van levensmiddelen.

Virussen

Een virus bestaat uit heel kleine deeltjes, ongeveer 0,1 micrometer groot. Het deeltje heeft een kern van genetisch materiaal en een mantel van eiwit. Toch is het geen levend wezen. Een virusdeeltje kan een levende cel binnendringen en die cel dwingen tot het maken van kopieën van het virus. Dat leidt tot openbarsten van de cel en vrijkomen van een groot aantal, bijvoorbeeld 50, virusdeeltjes. Het virus kan zich zo heel snel vermenigvuldigen, terwijl de cellen worden gedood, met als gevolg ziekte van het organisme, waaronder de mens. Er zijn heel veel verschillende virussen, die elk heel specifiek bepaalde cellen van een bepaald organisme binnen kunnen dringen. In het algemeen kunnen virussen voor andere organismen een mens niet ziek maken.

Doordat virussen in heel grote aantallen voorkomen, en bovendien buiten de cel geruime tijd virulent kunnen blijven, kunnen ze gemakkelijk tot besmetting van allerlei dingen leiden. Dat betekent onder meer dat ze ook op of in levensmiddelen aanwezig kunnen zijn. Als het een virus betreft dat cellen van de darm aanvalt, leidt besmetting via voedsel gemakkelijk tot ziekte. Maar virussen kunnen nooit in levensmiddelen groeien en ze kunnen geïnactiveerd worden door verhitting. Virussen die *gastro-enteritis* veroorzaken – dat wil zeggen buikpijn, koorts, diarree en/of overgeven, vaak buikgriep genoemd – komen relatief vaak in levensmiddelen voor, vooral het zogenaamde norovirus. Maar ook bij zulke virussen betreft het in verreweg de meeste gevallen besmetting van mens tot mens.

In sommige, vooral tropische landen kan drinkwater en soms ook een levensmiddel besmet zijn met een ander menselijk virus. Bekend is de verwekker van een vorm van geelzucht, hepatitis A, waar je flink ziek van kunt worden. In ons land komen zulke virale infecties vrijwel niet voor.

Voor virusziekten bestaan vrijwel nooit geneesmiddelen. Ze worden genezen door ons *immuunsysteem*, dat reageert op voor het lichaam onbekende eiwitten, dus ook viruseiwitten. Daar worden antistoffen tegen gemaakt die deze eiwitten afbreken, waardoor het virus vernietigd wordt. Hoe geringer de besmetting met virusdeeltjes, hoe sneller de antistoffen het virus de baas zijn, en hoe minder ziek je wordt. Hygiëne is dus van groot belang om besmetting te beperken. Tegen allerlei virusziekten kun je worden gevaccineerd, maar vaccins tegen virussen die buikgriep veroorzaken zijn er in het algemeen niet.

Bacteriën

Bacteriën komen vrijwel overal voor en meestal in heel grote aantallen. De meeste breken allerlei materialen af tot kleine moleculen die ze in de omgeving uitscheiden, en die weer kunnen dienen voor de groei van planten en sommige andere organismen. Zulke bacteriën komen ook in ons maagdarmkanaal voor. Anderzijds hebben we te maken met schadelijke bacteriën, die bijvoorbeeld voedsel bederven (zie Hoofdstuk 10) en pathogenen, die hier aan de orde komen. Verreweg de meeste ziektegevallen veroorzaakt door het eten van onveilig voedsel zijn toe te schrijven aan pathogene bacteriën. We zullen eerst wat algemene aspecten uitleggen.

Bacteriën zijn de kleinste levende wezens, ongeveer 1 micrometer groot. Ze zijn eencellig, maar de cellen zijn heel anders dan die van planten of dieren. Ze *vermenigvuldigen* zich door deling: de cel snoert in en verdeelt zich in twee cellen die nagenoeg identiek zijn aan de oorspronkelijke. De *generatietijd*, dat is de tijd die verloopt voor een zojuist gevormde cel zich weer deelt, kan heel kort zijn, minimaal 20 minuten. Maar ook als die tijd een uur is, duurt het maar 20 uur voordat één cel zich vermenigvuldigd heeft tot een miljoen bacteriën; voor een generatietijd van 20 minuten duurt dat krap 7 uur. De *groeisnelheid* hangt af van allerlei factoren: de beschikbaarheid van voor de betreffende bacterie geschikt voedsel; de aanwezigheid van groeiremmende stoffen; de temperatuur (zie bijv. Figuur 10.1); enzovoort. Ook als de omstandigheden optimaal zijn, houdt de groei natuurlijk een keer op: de voedingsstoffen raken op en de bacterie maakt zelf stoffen die in hoge concentratie remmend werken (bijvoorbeeld melkzuur). Het hoogste aantal dat bereikt kan worden is ongeveer een miljard cellen per milliliter (kubieke centimeter) materiaal.

Er zijn grote *verschillen* tussen bacteriën: in het voedsel dat ze kunnen gebruiken; in de stoffen die remmend of dodend werken; in de groeitemperatuur; enzovoort. Sommige zijn aëroob, die hebben absoluut zuurstof nodig; en andere anaëroob, die kunnen zuurstof niet verdragen; de meeste kunnen bij verschillende zuurstofgehalten groeien. De bacteriën die in voedsel voorkomen kunnen groeien bij kamertemperatuur en lichaamstemperatuur, maar de meeste niet in de koelkast; sommige zijn psychrotroof, wat betekent dat ze wel bij lage temperatuur groeien, al is het langzaam. Al deze eigenschappen zijn van groot belang voor de maatregelen die je moet nemen om ongewenste bacteriën te weren. Zoals alle levende wezens, kunnen bacteriën niet tegen een hoge temperatuur, bijvoorbeeld 80 °C: dan sterven ze af. Maar sommige soorten maken sporen die weer uit kunnen groeien tot bacteriën en zo'n spore is veel minder temperatuurgevoelig: dood maken eist dan een temperatuur van bijvoorbeeld 120 °C.

Zoals alle organismen krijgen bacteriën een wetenschappelijke naam. Een voorbeeld is *Escherichia coli,* waar het eerste woord het geslacht (genus) aangeeft en het tweede de soort (species). Vaak kort men dit af tot *E. coli,* als het de lezer al duidelijk is wat de geslachtsnaam is. Anders dan bij de meeste organismen kunnen er tussen bacteriën van één soort nog heel belangrijke verschillen zijn. Men deelt ze vaak in ondersoorten (subspecies) in, maar dat is meestal niet voldoende; pathogene bacteriën worden meestal ingedeeld in *serotypen.* Van *E. coli* zijn honderden typen bekend; de meeste daarvan zijn goedaardige en nuttige darmbacteriën, maar enkele zijn pathogeen, en serotype O157 kan zelfs een dodelijke infectie veroorzaken. Die grote variabiliteit kan ontstaan door de zeer grote aantallen en de korte generatietijd van bacteriën. De soort kan daardoor zijn genetische materiaal, en daarmee bepaalde eigenschappen – bijvoorbeeld ongevoeligheid voor een antibioticum – vaak snel aanpassen aan een nieuwe situatie.

In Tabel 6.1 worden de voornaamste aan voedsel gerelateerde *pathogene* bacteriën gekarakteriseerd. We kunnen twee hoofdtypen onderscheiden: soorten die toxinen produceren en daardoor een *voedselintoxicatie* veroorzaken en soorten die een infectieziekte verwekken. De eerste categorie kan altijd in het voedsel groeien en produceert dan een toxine. De toxine veroorzaakt meestal gastro-enteritis, behalve die van *Clostridium botulinum* die het zenuwgif botuline produceert dat tot verlamming en vaak tot de dood leidt. De andere intoxicaties zijn zelden fataal, maar je kunt er soms wel flink ziek van worden.

Bijna alle *infectieuze* pathogenen kunnen toevallig in voedsel terecht komen, al is dat zelden een belangrijke infectiebron. Het voedsel is dan meestal alleen *drager*, want verreweg de meeste pathogene bacteriën kunnen niet in voedsel groeien. Een voorbeeld is de verwekker van tuberculose, die vroeger nogal eens in rauwe melk voorkwam. Zo zijn er nog heel wat soorten die in zeldzame gevallen via het voedsel binnenkomen. Of je ziek wordt van zo'n toevallige besmetting hangt af van het aantal bacteriën dat je binnenkrijgt; de 'kritieke dosis' is vaak onbekend, maar bedraagt meestal minstens een paar honderd. De enige belangrijke soort die niet in voedsel kan groeien en die toch via het voedsel vrij vaak een infectie veroorzaakt, is *Campylobacter jejuni*, maar ook hier is de infectie meestal via zieke mensen of huisdieren.

Infectieuze pathogenen die wel in voedsel kunnen *groeien*, vormen de belangrijkste groep. Ze veroorzaken meestal ziekten van het maagdarmkanaal, zoals gastro-enteritis. Ook deze ziekte is zelden fataal, behalve als de patiënt al verzwakt is. De ziekte wordt n.l. in het lichaam bestreden door het immuunsysteem (zie onder Virussen), en dat kan door ziekte, ondervoeding, uitputting of ouderdom verzwakt zijn. Vaak zijn na de

Tabel 6.1 *Eigenschappen van enkele pathogene bacteriën die in voedsel voor kunnen komen. Niet volledig.*

Bacterie	Groei in voedsel	Werking	Ziekte(n)	Opmerkingen
Escherichia coli O157	ja	infectie	hemorragische colitis	
E. coli, enkele andere typen	ja	infectie	gastro-enteritis = GE	'reizigersdiarree'
Salmonella (para)typhi	ja	infectie	(para)tyfus	
Salmonella soorten	ja	infectie	GE, reactieve artritis	2200 serotypen geïdentificeerd
Shigella soorten	ja	infectie	dysenterie	veel in vuil water
Yersinia enterocolitica	ja	infectie	GE, reactieve artritis	psychrotroof
Campylobacter jejuni	nee	infectie	GE, reactieve artritis	
Listeria monocytogenes	ja	infectie	meningitis, abortus	psychrotroof, strikt aëroob
Mycobacterium tuberculosis	nee	infectie	tuberculose	
Staphylococcus aureus	ja	toxine	GE	lang niet altijd pathogeen
Bacillus cereus	ja	toxine	GE (braken)	sporenvormer, aëroob, psychrotrofe stammen
Clostridium perfringens	ja	toxine	GE	sporenvormer, strikt anaëroob
Clostridium botulinum	ja	toxine	verlamming	sporenvormer, strikt anaëroob

genezing van de darmklachten nog antistoffen aanwezig, die tegen het betreffende bacterietype actief zijn; je bent dan daar dan immuun voor. Dit speelt vooral bij *E. coli*, die zoveel verschillende typen telt: als je een vreemd land bezoekt met andere coli-typen krijg je gemakkelijk gastro-enteritis; vandaar de naam reizigersdiarree. Tabel 6.1 geeft verdere informatie over de verschillende ziekten die je kunt opdoen.

Veel mensen denken dat ze ziek worden door het eten van bedorven voedsel. Dat is zelden het geval, integendeel. Verreweg de meeste bederf veroorzakende bacteriën zijn niet pathogeen. Bederf beschermt vaak tegen ziek worden, want deze bacteriën groeien meestal veel harder dan de pathogenen; ze gebruiken voedingsstoffen en produceren vaak remmende stoffen (bijvoorbeeld antibiotica), zodat ze de pathogenen weg concurreren. En als er toch nog pathogenen groeien, dan geeft het bederf soms een afschuwelijke smaak, zodat de meeste mensen het product daarom niet willen eten. Anderzijds veroorzaken veel pathogenen geen afwijkende smaak en als de smaak van een levensmiddel 'goed' is, garandeert dat beslist niet dat het product veilig is.

Maatregelen ter bestrijding van pathogene bacteriën betreffen in de eerste plaats het doden van de betreffende organismen. Dat is meestal mogelijk door een milde verhitting, zoals pasteuriseren. Sporenvormers overleven dat, en vereisen dus een intensievere verhitting, te weten steriliseren. (Meer over verhittingsprocessen staat in Hoofdstuk 11.) Allerlei rauwe levensmiddelen worden in de keuken verhit, en dan is het zaak om door en door te verhitten. (Dit is in het algemeen niet nodig voor vers rund- of lamsvlees dat bij een goede slager is gekocht, maar het is wel beter de hele buitenkant gaar te maken.) Ten tweede moeten we de bewaaromstandigheden zo maken dat de meeste pathogene organismen niet kunnen groeien. Verreweg de meeste groeien niet bij koelkasttemperatuur; diepvriezen voorkomt groei van alle organismen. Afsluiting van de lucht verhindert groei van strikt aërobe bacteriën. Ten derde is het van groot belang besmetting te voorkomen, in het bijzonder in de keuken en bij de barbecue. Verhit vlees in aanraking brengen met rauw vlees en daarna een poos buiten de koelkast bewaren leidt gemakkelijk tot ongelukken. Dus altijd strenge hygiënische maatregelen nemen.

Parasieten

Parasieten zijn dierlijke organismen die in de mens (of in dieren) ziekten veroorzaken. We beschouwen hier alleen parasieten die we primair via voedsel binnen krijgen en daardoor aandoeningen van het maagdarmkanaal veroorzaken.

Protozoën zijn eencellige dieren; ze horen dus ook bij de microorganismen. De voor ons belangrijkste zijn *Cryptosporidium* soorten, die vooral in water kunnen voorkomen. Ze veroorzaken gastro-enteritis en soms dysenterie. Vooral schelpdieren kunnen er mee besmet zijn, bijvoorbeeld oesters. Een enkele keer komen ze in drinkwater voor en dan kan allerlei voedsel ermee besmet raken. *Giardia lamblia* komt soms op groenten voor en kan een chronische infectie veroorzaken die bij kinderen tot groeivertraging kan leiden.

Helminten omvatten een grote groep van wormen. Sommige *Trichinella* soorten kunnen koorts en diarree veroorzaken. Ze komen sporadisch voor in het vlees van varkens en wilde zwijnen. Vroeger kwamen ook wel eens lintwormen voor, die een mens ernstig ziek kunnen maken.

Alle parasieten worden bij betrekkelijk milde verhitting gedood. Verder is weer het handhaven van een goede hygiëne van belang.

Incidentie

Met de incidentie wordt bedoeld het aantal mensen dat ziek wordt, meestal uitgedrukt per jaar. De incidentie van door voedsel veroorzaakte acute ziektegevallen is erg moeilijk vast te stellen. In het overgrote deel van de gevallen betreft het gastro-enteritis, en als die niet te erg is, zal de patiënt er vaak – en bijna altijd terecht – vanuit gaan dat de kwaal gauw over zal zijn. In enkele gevallen komt de huisarts er aan te pas, die er meestal zonder ingrijpende maatregelen in slaagt de zieke beter te maken. Als dat niet zo is, komt de patiënt in het ziekenhuis of in ieder geval bij een specialist terecht en wordt er vaak onderzoek gedaan naar de oorzaak van de ziekte. Dat is niet altijd gemakkelijk; meestal kan die alleen vastgesteld worden als in de ontlasting grote aantallen van een pathogene bacterie worden gevonden, of een niet te verwaarlozen hoeveelheid van een toxine. Dat houdt in dat alleen enkele ernstige gevallen gemeld en dus geregistreerd worden bij de Inspectie voor de Volksgezondheid; bovendien is maar in een deel van die gevallen de oorzaak met redelijke zekerheid bekend. Naar schatting is de totale incidentie enkele honderden malen zo groot als de geregistreerde, behalve als het ernstige ziekten betreft. Bovendien is het dan meestal nog onzeker of de besmetting verliep via voedsel of op andere wijze. Dus alle aantallen die we vermelden zijn ruwe schattingen.

Vrijwel alle acute ziektegevallen betreffen *gastro-enteritis* en worden veroorzaakt door virussen, bacteriën of parasieten. Tabel 6.2 geeft een overzicht.[1] De onzekerheid van de totale incidenties is meestal minstens een factor 2, en die van de percentages van de besmettingen welke aan voedsel zijn toe te schrijven staan in de tabel. Het totale aantal gevallen van gastro-enteritis dat aan besmet voedsel is toe te schrijven zou dus ongeveer een half miljoen per jaar zijn. Dat is ongeveer één op de dertig inwoners; of anders gezegd, zou het een mens gemiddeld eens in de 30 jaar overkomen.

Een belangrijke vraag is waar je de besmetting opdoet. Van de *geregistreerde* gevallen is dat bijvoorbeeld voor drie kwart in een restaurant, cafetaria of institutionele keuken en één of enkele procenten thuis. Maar alle deskundigen zijn het er over eens dat de besmetting in veruit de meeste de gevallen thuis plaatsvindt en die gevallen worden zelden geregistreerd. De volgende vraag is welke levensmiddelen het meest verdacht zijn. Ook hier is alleen maar een globaal antwoord te geven voor de geregistreerde, dus ernstige gevallen. In ruim de helft daarvan wordt een groep levensmiddelen aangegeven. Het resultaat is ongeveer:

---

[1] De kwantitatieve gegevens zijn voor het grootste deel ontleend aan het in 2004 verschenen rapport "Ons eten gemeten" van het Rijksinstituut voor de Volksgezondheid en de Milieuhygiëne.

Tabel 6.2 *Globale schatting van de incidentie in duizendtallen per jaar van gastro-enteritis in Nederland en van de kans dat met micro-organismen besmet de oorzaak was.*

Organismen	Totale incidentie (× 1000)	Waarvan via voedsel (%)	Incidentie via voedsel (× 1000)
VIRUSSEN			
Norovirus	500	10 – 20	75
Andere virussen	300	0 – 10	15?
TOXINEVORMENDE BACTERIËN			
Clostridium perfringens	150	100	150
Staphylococcus aureus	100	100	100
Bacillus cereus	20	100	20
INFECTIEUZE BACTERIËN			
Campylobacter jejuni	100	30 – 80	60
Salmonella soorten	50	90 – 100	50
Shigella soorten	5	10 – 50	2
Escherichia coli	1	50 – 90	1
Yersinia enterocolitica	5	90 – 100	5
PROTOZOËN			
Giardia lamblia	80	0 – 30	10
Totaal	1.300		480

vlees en vleeswaren	45%
vis en schelpdieren	18%
pluimvee en eieren	13%
zuivelproducten	11%
groenten, fruit, salades	7%
bakkerswaren	4%
dranken	2%

Het is dus duidelijk dat dierlijke producten een veel groter risico geven dan plantaardige (misschien behalve salades). Dat is er deels aan toe te schrijven dat veel micro-organismen beter kunnen groeien in dierlijke dan in plantaardige producten; bovendien zijn dierlijke producten meestal zwaarder besmet.

Sommige micro-organismen kunnen ook andere infectieuze ziekten veroorzaken dan gastro-enteritis; zie Tabel 6.1. Vooral *Campylobacter jejuni* kan je ernstig ziek maken, met reactieve artritis en/of spierverslapping. Het laatstgenoemde leidt jaarlijks tot 40-50 doden in ons land, maar de meeste besmetting schijnt dan te gaan via huisdieren, niet door voedsel. *Listeria monocytogenes* veroorzaakt ongeveer 3 dodelijke gevallen per jaar; het is onzeker welk deel daarvan aan besmet voedsel is te wijten. *Salmonella* soorten veroorzaken ongeveer vier doden per jaar en ook *Escherichia coli* O157 kan mensen ernstig ziek maken en tot de dood leiden.

Acute ziektegevallen veroorzaakt door *gevaarlijke stoffen* in levensmiddelen komen in ons land nauwelijks voor, met uitzondering van de genoemde bacteriële toxinen. Wel kunnen allerlei stoffen in levensmiddelen, waaronder mutagene verbindingen, een belangrijke rol spelen bij het ontstaan of verergeren van chronische ziekten. (Overigens komt ook het tegengestelde voor: stoffen die zulke ziekten tegengaan.) We zullen in Hoofdstuk 8 op deze aspecten ingaan.

In Hoofdstuk 5 is al het een en ander verteld over kwaliteitsborging, in dit geval dus op de afwezigheid van gevaarlijke organismen of stoffen. Besmetting van levensmiddelen gedurende productie en transport wordt in ons land heel goed tegengegaan. De grootste vooruitgang in het voorkómen van ziektegevallen is dan ook te verwachten van een betere hygiëne in de huishouding.

7 VOEDINGSWAARDE

Dit hoofdstuk is gebaseerd op de voedingsleer, een tak van wetenschap die zeer veel inzicht heeft gegeven in de eigenschappen waar onze voeding aan moet voldoen. Voldoen wil zeggen dat de fysiologische functies die in Hoofdstuk 1 zijn genoemd inderdaad worden vervuld. Dat houdt ook in dat je een soort 'voorraad' moet vormen voor perioden met (fysiologische) stress en ter bescherming tegen chronische ziekten.

De mens als omnivoor

De mens is een alleseter en kan gezond blijven op sterk uiteenlopende voedselpakketten. Anatomie en fysiologie van ons lichaam zijn daar op ingesteld. Het heeft daardoor een groot vermogen tot *homeostase*, dat is het constant houden van de samenstelling van bloed en lichaamsweefsels, waardoor de organen van het lichaam goed kunnen functioneren. Als je maar voldoende water, opneembare energie, nutriënten – dat zijn de essentiële voedingsstoffen – en voedingsvezel binnenkrijgt, dan doet het er niet toe uit welke levensmiddelen die komen.

Baby's hebben aanvankelijk een veel minder goed vermogen tot homeostase en oude mensen hebben vaak moeite om voldoende van alle nutriënten binnen te krijgen. In zulke gevallen moeten meer of andere eisen gesteld worden aan de samenstelling van de voeding. Dat geldt ook voor mensen die aan bepaalde ziekten lijden.

Vertering

Het voedsel kan z'n meeste werk pas doen als het is opgenomen in het lichaam. Dat betekent niet dat je het alleen maar hoeft in te slikken, want dan zit het nog in het maagdarmkanaal en de inhoud daarvan is eigenlijk een deel van de buitenwereld. Pas als voedingsstoffen in lichaamscellen of in het bloed zijn opgenomen, zijn ze beschikbaar voor de stofwisseling. Ze moeten daarvoor worden 'geabsorbeerd', dat wil zeggen opgenomen door de buitenste laag cellen van de darmwand, het zogenaamde darmepitheel. Er zijn enkele voedingsstoffen die als zodanig kunnen worden geabsorbeerd: glucose, alcohol, de meeste mineralen, en nog een paar. Maar de meeste bestanddelen van het voedsel moeten eerst worden verteerd, dat wil zeggen tot kleinere moleculen afgebroken: koolhydraten, voornamelijk zetmeel, tot monosachariden; vetten tot vetzuren en monoglyceriden; eiwitten tot kleine peptiden en vrije aminozuren.

Hoe gaat dat in z'n werk? Vloeibaar voedsel kun je gewoon drinken, al wordt het wel gemengd met wat speeksel; het zal de maag meestal vrij snel passeren. Vast voedsel moet voorbewerkt worden. Dat gebeurt door in stukken bijten, kauwen en mengen met het door de speekselklieren uitgescheiden vocht. De zo gevormde spijsbrok kan dan ingeslikt worden en arriveert via de slokdarm in de maag. Daar begint de vertering al. Het speeksel bevat amylase, een enzym dat zetmeel splitst, en de maag scheidt een eiwitsplitsend enzym af en bovendien zoutzuur, wat de eiwit- en zetmeelvertering vergemakkelijkt.

Van de maag gaat het deels verteerde voedsel naar de *dunne darm,* het orgaan waar de meeste processen plaatsvinden. Hier worden nog veel meer enzymen afgescheiden en ook gal, een mengsel van stoffen dat onder meer de absorptie van verteerd vet mogelijk maakt. Ook wordt de spijsbrok sterk met vocht verdund. De verteringsproducten worden geabsorbeerd door het dunnedarmepitheel, dat heel veel kleine uitsteeksels heeft en daardoor een heel groot oppervlak, ongeveer 300 m^2. De absorptie is niet eenvoudig doorsijpelen van stoffen, maar voor de meeste stoffen een actief proces. De celmembraan van een epitheelcel bevat allerlei kleine organellen die een bepaald molecuul doorlaten, maar andere – ongewenste of nog onvoldoende verteerde – niet. De regeling van het verteringsproces is een moeilijke taak voor het lichaam, waar allerlei hormonen en onbewuste hersenactiviteiten aan te pas komen.

De verteringsproducten komen via de darmwand in het bloed terecht en vandaar bij de cellen die de stoffen nodig hebben voor hun stofwisseling. Het bloed passeert bovendien de lever, een grote en ingewikkelde chemische fabriek, die allerlei stoffen omzet tot andere. Zo worden veel ongewenste stoffen, onder meer toxische, onschadelijk gemaakt, zodat de restproducten uitgescheiden kunnen worden, voornamelijk via de nieren. Bij een overmaat aan voedingsstoffen worden sommige daarvan omgezet in vetten (triglyceriden) en als reservevoedsel opgeslagen in vetweefsel. Ook wordt wat glycogeen gemaakt dat in het spierweefsel terecht komt; het levert energie op voor de spierwerking. We zullen verder niet ingaan op de duizenden, meest enzymatische reacties die dankzij de aanwezigheid van verteringsproducten plaats vinden.

Niet al het voedsel wordt in de dunne darm verteerd. Wat over blijft gaat naar de dikke darm, waar de rest sterk wordt ingedikt door er water aan te onttrekken. Bovendien groeien er allerlei bacteriën in de dikke darm, die uit de resten hun voedingsstoffen halen, zoals onverteerbare suikers, maar die ook voor het lichaam nuttige stoffen maken die vervolgens geabsorbeerd worden. Als er veel onverteerbare suikers aanwezig zijn, bijvoorbeeld na het eten van peulvruchten, kunnen de bacteriën flink groeien en produceren ze nogal wat gas (vooral waterstof), wat tot winderigheid leidt en soms tot diarree.

Het meeste voedsel dat we eten wordt bijna volledig verteerd en geabsorbeerd, maar niet alles. Dit betreft vooral de structuurvormende polysachariden (zie Hoofdstuk 4) die de celwanden van plantaardige producten vormen. Dit kan betekenen dat ook de inhoud van de cel niet vrij komt, vooral bij bladgroenten en nog sterker als die ongekookt zijn. Dit heeft onder meer tot gevolg dat het daarin aanwezige caroteen (pro-vitamine A) niet wordt opgenomen. Verder hoeft een goede verteerbaarheid niet altijd te betekenen dat ook de absorbeerbaarheid goed is. Een notoir voorbeeld is de absorptie van ijzer, die door allerlei stoffen geremd wordt, vooral door fytinezuur en oxaalzuur. Dat laatste zit nu juist in spinazie en Popeye had het dus helemaal mis: spinazie verlaagt de ijzeropname! Verder zijn er stoffen die wel verteerd worden maar zo langzaam dat een deel toch in de feces terecht komt. Dit betreft onder meer onverstijfseld zetmeel en collageen.

Overigens is het maar goed dat de meeste polysachariden niet goed verteerd worden, want dat betekent dat resten van weefsels en celwanden als *voedingsvezel* in de darm blijven. Daardoor wordt de darmpassage sterk verbeterd. Een ander voorbeeld is calciumfosfaat. Als er een hoge inname van calcium is vormt dit met het meestal aanwezige fosfaat in de dikke darm een onoplosbaar amorf calciumfosfaat. Daaraan kunnen allerlei minder gewenste stoffen worden gebonden en dat lijkt het ontstaan van darmkanker tegen te gaan en de genezing van enkele vormen van gastro-enteritis te bevorderen.

Energie

Energie is een moeilijk begrip. We zeggen dat we veel energie hebben als we ons in staat voelen om allerlei dingen te doen, om initiatieven te ontwikkelen. Dat is een subjectief begrip; het heeft meer met onze hersenen dan met de rest van het lichaam te maken. In de natuurwetenschappen hanteren we een heel ander, objectief begrip en hoewel energie onzichtbaar is, kun je de hoeveelheden ervan meten. Dit is de energie die ons lichaam nodig heeft.

Energie bestaat in vele vormen, onder meer straling, mechanische, elektrische en chemische energie, en warmte. De verschillende vormen kunnen in elkaar overgaan; zo wordt bijvoorbeeld straling van de zon op onze huid in warmte omgezet, wat betekent dat de temperatuur ter plaatse omhoog gaat, en dat nemen we waar. Volgens de wet van behoud van energie kan er geen energie verloren gaan, maar dat wil niet zeggen dat het in een voor ons bruikbare vorm blijft. Zonnestraling is verreweg de voornaamste bron van bruikbare energie op aarde. Maar het overgrote deel van de zonne-energie wordt in warmte omgezet, die wordt omgezet in infrarode straling, die de aarde weer verlaat en dus voor ons onbruikbaar is geworden.

Zonnestraling is wel de uiteindelijke bron voor bijna alle door organismen opneembare energie. Groene planten kunnen anorganische stoffen, te weten water en koolzuurgas, met behulp van stralingsenergie omzetten in koolhydraten, primair glucose. Die verschaft de plant bruikbare chemische energie voor groei, zaadvorming enz. Dieren (waaronder mensen) eten planten, en bovendien eten verscheidene dieren (ook) planteneters. Zo krijgen mensen opneembare energie.

Ons voedsel bevat dus *chemische energie*. Dit houdt in dat chemische reacties ervoor kunnen zorgen dat alle fysiologische functies vermeld in Hoofdstuk 1 uitgeoefend worden. Het betreft groei en instandhouding van het lichaam, reproductie, mechanische arbeid (door middel van spierwerking), en ook hersenarbeid en werking van ons zenuwstelsel; dit laatste houdt onder meer het gebruik van zintuigen in, dus waarneming van de buitenwereld. Verreweg de meeste energie wordt geleverd door 'verbranding'; dit moet niet al te letterlijk genomen worden, want het vindt plaats via een groot aantal reactiestappen en zonder vuur. Het betreft wel oxidatie, wat betekent dat we zuurstof nodig hebben, die door de longen wordt geleverd. Een deel van de energie wordt weer opgeslagen in de vorm van andere chemische stoffen: denk aan groei, reproductie, vervanging van weefsels, en aan het opslaan van reservevoedsel. Het overige wordt uiteindelijk voor het grootste deel omgezet in warmte, die we vervolgens afgeven aan de buitenwereld.

De *energie-eenheid* die vroeger door voedingskundigen gebruikt werd, en door veel mensen nog steeds, is de calorie (symbool cal). Die is gedefinieerd als de hoeveelheid energie die nodig is om 1 gram water 1 graad Celsius in temperatuur te verhogen. In feite gebruikt men de kilocalorie (kcal), dus duizend calorieën. De 'officiële' eenheid is tegenwoordig de joule (J), waarbij 1 cal = 4,184 J. Meestal gebruikt men de kilojoule (kJ), of zelfs de megajoule (MJ) (een miljoen joules).

De *hoeveelheid energie* die geleverd wordt door één gram van verschillende voedselbestanddelen is ongeveer:

vetten	9 kcal	38 kJ
koolhydraten	4 kcal	17 kJ
eiwit	4 kcal	17 kJ
alcohol	7 kcal	29 kJ
organische zuren		10-15 kJ

De energie-inhoud van een levensmiddel kan dus worden berekend uit zijn samenstelling, zoals gegeven in de voedingsmiddelentabel. Men neemt daarvoor alleen de verteerbare bestanddelen. (Opmerking: voorzover de verteringsproducten van eiwit door het lichaam gebruikt worden om er weer eiwitten van te maken, is de door eiwit geleverde energie beduidend minder dan 17 kJ per gram.)

Het *energieverbruik* van een mens wordt meestal opgegeven per kg lichaamsgewicht, omdat het daaraan globaal evenredig is en het gewicht sterk varieert. Het verbruik kan ingedeeld worden in enkele categorieën.

Wat verbruikt wordt als iemand slaapt of gewoon ligt, noemt men de *ruststofwisseling* (of het basale metabolisme); deze zorgt ervoor dat het lichaam in stand gehouden wordt. Dit betreft voor volwassenen gemiddeld ruim 100 kJ per kg lichaamsgewicht per dag. De hoeveelheid hangt bovendien sterk van de leeftijd af; voor zuigelingen is het bijvoorbeeld ongeveer 250 kJ per kg per dag. Bovendien verschilt de ruststofwisseling al naar de samenstelling van het lichaam, vooral het vetgehalte; bij 10% lichaamsvet is ze ongeveer 105, bij 25% 95 kJ per kg per dag. Uiteraard is ook energie nodig voor *groei*; voor zuigelingen is dat heel globaal 100 kJ per kg per dag, voor de meeste volwassenen nul.

Verder is er energie nodig voor *lichamelijke activiteiten*. Het verbruik van een volwassene is ongeveer:

bij geen activiteit (ruststofwisseling)	4 kJ per kg per uur
licht huishoudelijk werk	10
lopen, 5 km per uur	20
fietsen, 16 km per uur	30
langlaufen	40

Enkele andere processen, waaronder de zogenaamde verteringsarbeid, en de energie die door het lichaam wordt uitgescheiden in de vorm van afvalstoffen (overwegend in urine en feces), vragen samen nog eens ongeveer 25 kJ per kg per dag.

De totale *energiebehoefte* kun je voor gezonde volwassenen definiëren als de hoeveelheid energie die je moet opnemen om het lichaamsgewicht constant te houden. Voor kinderen in de groei is natuurlijk meer energie nodig en ook voor zwangeren. De behoefte varieert sterk, vooral met de leeftijd. Voorbeelden zijn:

zuigelingen	500 kJ per kg per dag
8 jaar oud	300
18 jaar	160
30 jaar	150
70 jaar	120

Dit zijn gemiddelden, want er zijn nog veel meer factoren die er invloed op hebben, zoals hierboven vermeld. Mannen gebruiken per kg lichaamsgewicht meer energie dan vrouwen, magere mensen meer dan dikke, en de hoeveelheid neemt sterk toe bij intensieve lichaamsbeweging.

Als je *energieopname* met het voedsel groter is dan je verbruik, dan word je zwaarder. Het doet er niet toe uit welke bestanddelen je de extra energie haalt: vet, eiwit of koolhydraat. Het grootste deel van de gewichtstoename is in de vorm van vetweefsel. Als de opname kleiner is dan het energieverbruik neemt je gewicht af. In de eerste plaats wordt reservevoedsel verbruikt, vooral vet, om in het energietekort te voorzien en je kunt daarbij gezond blijven. Als je nog steeds te weinig voedsel krijgt ga je ook verder vermageren. Je wordt lichamelijk minder actief, waardoor ook spierweefsel verdwijnt. Je raakt nu echt ondervoed en je wordt gauw moe, maar ook dat kun je vrij lang volhouden: ons metabolisme is er op ingesteld dat we perioden van voedseltekort redelijk goed kunnen overbruggen. Maar als het energietekort blijft aanhouden ga je ziekteverschijnselen vertonen, ook al doordat energietekort bijna altijd samengaat met een eiwittekort. Eiwit levert een aantal essentiële nutriënten (zie verderop), en als je te weinig energie opneemt gaat het lichaam eiwit primair als energieleverancier gebruiken, dus 'verbranden'. Er kunnen dan allerlei ernstige afwijkingen ontstaan: uitputting, grote vatbaarheid voor infectieziekten, en nog veel meer. Uiteindelijk leidt dit tot de dood.

Nutriënten

Ons lichaam heeft een aantal stoffen nodig die het niet zelf kan maken, of in onvoldoende hoeveelheid, of alleen maar uit bepaalde andere stoffen. Zulke stoffen moeten dus met het voedsel worden opgenomen; men noemt ze nutriënten (of bouwstoffen). We kunnen deze verdelen in macronutriënten, waarvan de dagelijkse behoefte wordt uitgedrukt in grammen, en micronutriënten, waarbij het om milligrammen, of zelfs microgrammen gaat.

We kunnen de volgende groepen nutriënten onderscheiden:
- *Eiwitten.* Kort gezegd maakt het lichaam de grote verscheidenheid van eiwitten die het nodig heeft uit met het voedsel opgenomen eiwitten. De gemiddelde dagelijkse behoefte is ongeveer 75 gram. De opgenomen eiwitten worden door hydrolyse gesplitst in aminozuren, die de grondstoffen vormen voor de te maken eiwitten. Er bestaan 20 verschillende aminozuren, en 8 daarvan kan het lichaam niet maken; die noemen we essentiële aminozuren. De overige aminozuren kunnen uit andere stoffen – bijvoorbeeld andere aminozuren – worden gemaakt, hoewel niet altijd in voldoende hoeveelheden. Eiwitten verschillen sterk in aminozuursamenstelling, en die samenstelling bepaalt de kwaliteit van het eiwit voor de voeding. Als het alle essentiële aminozuren bevat in de verhouding die het lichaam nodig heeft is de kwaliteit maximaal. De gezamenlijke eiwitten van een kippenei komen daar heel dicht bij, melkeiwit heeft ook een erg hoge kwaliteit, vleeseiwit een beetje minder, en de kwaliteit van plantaardige eiwitten varieert van redelijk tot vrij slecht. Gelukkig is een mengsel van eiwitten vaak van veel betere kwaliteit dan die van elk eiwit afzonderlijk: een essentieel aminozuur dat erg weinig in het ene eiwit voorkomt heeft vaak een hoog gehalte in een ander eiwit. Je moet dus eigenlijk naar de aminozuursamenstelling van de hele

voeding kijken. Lysine is een essentieel aminozuur dat vaak in lage gehalten voorkomt in plantaardig voedsel; bovendien wordt het bij intensieve verhitting van het voedsel voor een deel onverteerbaar gemaakt door de in Hoofdstuk 4 genoemde Maillardering.

- *Vetten* (lipiden). Vet in onze voeding zorgt primair voor opneembare energie. Bovendien is het essentieel als oplosmiddel voor enkele vitaminen; zie verderop. Sommige van de vetzuren in lipiden zijn essentieel voor onze stofwisseling. Dit betreft een paar meervoudig onverzadigde vetzuren, vooral linolzuur en verder linoleenzuur en arachidonzuur. Uit deze vetzuren worden enkele voor de stofwisseling belangrijke stoffen gemaakt, onder meer hormonen. De gemiddelde dagelijkse behoefte is ongeveer 1,5 gram. Ze komen vooral voor in allerlei plantaardige oliën, bijvoorbeeld mais-, soja- en zonnebloemolie, maar niet veel in sommige andere, zoals palmolie en kokosvet. Het vet in vlees of melk heeft vrij lage gehalten.
- *Mineralen.* Ons lichaam heeft verscheidene mineralen nodig en kan deze geen van alle zelf maken. (Het betreft elementen, dus atomen, en die kunnen alleen door kernreacties tot stand komen, niet door chemische reacties.) De mineralen hebben verscheidene functies: als bouwmateriaal – vooral calcium en fosfaat in botten en tanden – en bij de regeling van de stofwisseling, bijvoorbeeld als bestanddeel van een enzym of een hormoon. In Tabel 7.1 zijn de meeste essentiële mineralen vermeld, met enkele bijzonderheden. Tekort aan calcium komt soms voor; het leidt tot botontkalking en bij zwangeren ook tot een kind dat een slecht gebit krijgt. Mineralen waarvan maar een spoor in levensmiddelen voorkomt noemt men *spoorelementen*; sommige daarvan zijn micronutriënten. IJzertekort komt vooral bij vrouwen voor. Het resulteert in het algemeen in bloedarmoede, wat weer tot gevolg heeft dat je gauw vermoeid raakt. Tekort aan fluor is ook niet zeldzaam; het gevolg is een verhoogde kans op cariës (gaatjes in je kiezen). Jodiumtekort leidt tot krop, een vrij ernstige ziekte; vandaar dat in ons land het meeste brood wordt gejodeerd en keukenzout met jodium te koop is. Enkele andere micronutriënten zijn molybdeen, chroom en kobalt. Verder moet opgemerkt worden dat niet alle mineralen in levensmiddelen altijd helemaal geabsorbeerd kunnen worden. Met andere woorden: je kunt niet zonder meer op het gehalte in een levensmiddel afgaan.
- *Vitaminen.* Dit zijn typisch micronutriënten. Het betreft een groot aantal organische stoffen die in het algemeen nodig zijn voor de regeling van stofwisselingsprocessen. Meestal onderscheidt men in vet oplosbare vitaminen (A, D, E en K) en in water oplosbare (de acht verschillende B-vitaminen en vit. C). Tekort aan vitaminen leidt tot allerlei gebreksziekten. Voorbeelden staan in Tabel 7.1. In westerse landen zijn tekorten tamelijk zeldzaam, behalve bij oude mensen die vaak nogal weinig eten. Jonge kinderen die een vetarme voeding

Tabel 7.1 *Nutriënten: levensmiddelen met een hoog gehalte; gemiddelde dagelijkse behoefte (GDB) voor volwassenen; ziekteverschijnselen bij een tekort. Onvolledig.*

Naam	In welke levensmiddelen?	GDB	Deficiëntie-verschijnselen
EIWIT	vlees, zuivel, graan (eiwit-kwaliteit variabel)	75 g	verschillende
VETZUREN, essentiële	oliën en vetten	1,5 g	verschillende
MINERALEN			
Natrium	zeer algemeen	0,5 g	nooit deficiënt
Kalium	algemeen	2 g	zelden deficiënt
Calcium	zuivel, broccoli	1,2 g	botontkalking
Magnesium	bonen, broccoli, zuivel	0,3 g	zelden deficiënt
Chloor	zeer algemeen	50 mg	nooit deficiënt
Fosfor	algemeen	1 g	nooit deficiënt
SPOORELEMENTEN			
Zink	vlees, zuivel, groenten	15 mg	vertraagde groei
IJzer	vlees, broccoli	12 mg	bloedarmoede
Selenium	orgaanvlees, granen	70 mg	hartziekten
Fluor	erg variabel	3 mg	tandbederf
Koper	vrij algemeen	2 mg	zelden deficiënt
Jodium	erg variabel	0,15 mg	krop
VITAMINEN			
A, Retinol[a]	dierlijk vet; groenten[a]	1 mg	blindheid
B1, Thiamine	graan (volkoren), peulvruchten	1,5 mg	beriberi
B2, Riboflavine	lever, zuivel	1,5 mg	huidaandoeningen
B3, Niacine e.a.	algemeen[b]	18 mg	pellagra
B6, Pyridoxine e.a.	algemeen	2 mg	verschillende
Biotine	lever, soja, graan	0,15 mg	verschillende
Panthoteenzuur	lever, vrij algemeen	5 mg	alleen bij onder-voeding
Foliumzuur	lever, broccoli, volkorenbrood	0,2 mg	verschillende
B12, Cobalamine	orgaanvlees, darmbacteriën[c]	2 µg	pernicieuze anemie
C, Ascorbinezuur	fruit, groenten	60 mg	scheurbuik
D, Calciferolen	dierlijke vetten, visoliën[d]	10 µg	rachitis
E, Tocoferolen	plantaardige oliën	10 mg	verschillende
K, Menaquinon	groenten, kaas, lever	1 mg	inwendige bloedingen

[a] Ook caroteen of pro-vitamine A, maar dat telt maar voor 1/6 deel, vergeleken met retinol, en wordt bovendien vaak maar voor een klein deel geabsorbeerd;

[b] Niacine kan ook in beperkte mate uit eiwit worden gemaakt;

[c] In de darm maken bacteriën sporen cobalamine uit plantaardig voedsel en kobalt;

[d] Vitamine D wordt ook in de huid gemaakt bij blootstellen aan de zon.

krijgen, hebben nogal eens een tekort aan in vet oplosbare vitaminen. Veganisten kunnen gemakkelijk een gebrek aan sommige B-vitaminen krijgen. In arme tropische landen komt nogal eens ernstig gebrek aan de vitaminen A en B2 voor. Verder worden sommige vitaminen ten dele onwerkzaam gemaakt, bijvoorbeeld met 25%, door intensieve verhitting, vooral B1, B6, foliumzuur, B12 en C. Bij langdurige bewaring nemen de gehalten nog verder af. Bij het koken van groenten in ruim water treden veel grotere verliezen op door uitlogen; met het kooknat kan wel 30 tot 80% verloren gaan, al naar de soort vitamine, de soort groente en de kookomstandigheden. Zoals eerder vermeld, worden in plantencellen aanwezige vitaminen en caroteen vaak onvolledig geabsorbeerd.

Het zal de lezer wellicht opgevallen zijn dat de *koolhydraten* ontbreken in het bovenstaande overzicht van nutriënten. Het lichaam heeft inderdaad glucose nodig, maar kan die ook maken uit vet of eiwit. Toch zou het erg onverstandig zijn geen koolhydraten te eten. Om te beginnen wordt het eten dan tamelijk onaantrekkelijk, maar het stelt ook hogere eisen aan je stofwisseling als er geen suikers worden geabsorbeerd. Voedingskundigen raden bijvoorbeeld aan dat je uit vet 30, uit koolhydraten 55, en uit eiwit 15% haalt van de benodigde energie. Maar je kunt daar vrij sterk in variëren zonder je gezondheid te schaden.

Het is in ieder geval van belang voldoende van alle nutriënten binnen te krijgen. Dat hoeft niet elke dag, want het lichaam maakt reserves van heel wat stoffen, bijvoorbeeld van verscheidene vitaminen. Gebrek aan enkele micronutriënten (spoorelementen en vitaminen) kan wel optreden, vooral bij ouderen. Zulke tekorten kunnen worden aangevuld door *voedingssupplementen*, meestal pillen die één of meerdere micronutriënten bevatten. Ook worden die wel aan levensmiddelen toegevoegd, bijvoorbeeld de vitaminen A en D aan margarine, of jodium aan brood; sommige tandpasta bevat fluor. Anderzijds kun je van verschillende nutriënten ook te veel binnenkrijgen. Dat betreft vooral spoorelementen en vitaminen (met uitzondering van vitamine C). In het algemeen is de schadelijke dosis minstens 10 maal zo hoog als de aanbevolen opname.

Een belangrijke grootheid is verder de *nutriëntendichtheid* van een levensmiddel. Voor elk nutriënt kun je zo'n dichtheid uitrekenen. Je berekent de (absorbeerbare) hoeveelheid van het nutriënt per 100 kJ opneembare energie in het levensmiddel en de dagelijkse behoefte van het nutriënt per 100 kJ benodigde opneembare energie voor de betreffende persoon. Het quotiënt van die twee is dan de dichtheid voor dat nutriënt. We geven een rekenvoorbeeld gebaseerd op gegevens in dit hoofdstuk en in Tabel 3.1. In die tabel staat dat melk een eiwitgehalte heeft van 3,4 g per 100 g product. Verder bevat ze 4,6 g koolhydraten en 3,5 g lipiden, waaruit we berekenen dat 100 g melk 270 kJ opneembare energie oplevert. Hieruit volgt dat melk $3,4/2,7 = 1,26$ g eiwit per 100 kJ bevat. Tabel 7.1 geeft aan dat je ongeveer 75 g eiwit per dag zou moeten opnemen. Stel dat je 250 kJ per kg lichaamsgewicht per dag verbruikt en dat je 70 kg weegt, dan is dit 17.500 kJ per dag. 75 g eiwit per dag is dus 0,43 g per 100 kJ en de nutriëntendichtheid voor eiwit is $1,26/0,43 = 2,9$.

In het voorbeeld is het quotiënt duidelijk groter dan 1 en heeft het levensmiddel dus een overmaat van de betreffende voedingsstof, maar veel andere levensmiddelen zullen een nutriëntendichtheid kleiner dan 1 hebben, dus te weinig. Door een goede keuze van het voedsel-pakket kun je er voor zorgen dat alle nutriënten in voldoende mate worden opgenomen. Vooral in situaties waar ondervoeding voorkomt of dreigt, is het van belang om levensmiddelen te kiezen met een hoge totale nutriëntendichtheid, wat wil zeggen dat het quotiënt voor veel nutriënten hoog is. Melk is hèt voorbeeld daarvan en brood scoort ook nogal hoog. De meeste vruchtensappen scoren bijvoorbeeld erg laag, en allerlei softdrinks nog lager (zowat 0). Voor alle duidelijkheid: de nutriëntendichtheid van een levensmiddel kan sterk afhangen van de soort consument: zuigelingen vragen een heel andere voeding dan bouwvakkers.

Voedingsadviezen

Op grond van de soort kennis die in dit hoofdstuk is besproken zijn voedingskundigen in staat adviezen te geven over een goede voeding. Dat betreft onder meer de aanbevolen inname van nutriënten zoals vermeld in Tabel 7.1, die in ons land worden opgesteld door de Gezondheidsraad. De adviezen moeten wel gebaseerd zijn op feiten en inzichten die op weten-schappelijk verantwoorde wijze zijn verkregen en bevestigd. De adviezen moeten ook toegesneden zijn op verschillende categorieën consumenten. Het betreft bijvoorbeeld leeftijdsgroepen: zuigelingen, peuters, schoolkin-deren, adolescenten, volwassenen, ouderen. Of mannen of vrouwen en bij vrouwen ook zwangeren of zogenden. Of de voedingstoestand: onder-voede mensen versus erg dikke. En ook mensen met bepaalde ziekten, bijvoorbeeld suikerziekte of een intolerantie voor bepaalde voedings-stoffen. Persoonlijke voedingsadviezen worden in het algemeen gegeven door diëtisten, mensen die daar speciaal voor opgeleid zijn.

De op de voedingsleer gebaseerde adviezen zijn voor een groot deel heel succesvol gebleken. Een bekend voorbeeld is de voedingstoestand van de Britten in de Tweede Wereldoorlog. Groot Brittannië importeerde grote hoeveelheden voedsel omdat het zelf onvoldoende produceerde. In de oorlog moest erg zuinig omgegaan worden met scheepsruimte. Daarom werd op advies van voedingskundigen een pakket van te impor-teren voedselgrondstoffen vastgesteld dat zo goed mogelijk de tekorten aan energie en alle nutriënten kon compenseren. Het gevolg was dat, ondanks een zekere schaarste aan voedsel, de gezondheidstoestand van de bevolking wezenlijk verbeterde. Een ander succesverhaal is de ontwikkeling van babyvoeding. Hoewel alle deskundigen van mening zijn dat moedermelk voor zuigelingen beter is (tenzij de moeder bijv. alcoholist is of een ernstige ziekte heeft), zijn er veel moeders die hun kind niet of maar voor korte tijd zogen, om welke redenen dan ook. Vroeger kreeg de baby dan gekookte, met water verdunde koemelk waaraan suiker of bloem was toegevoegd, met als gevolg allerlei ziekten. Uitgebreid wetenschappelijk onderzoek heeft onderdehand geleid tot vervangende producten met een samenstelling die heel dicht bij die van moedermelk ligt, en waar de meeste baby's goed op groeien en gezond blijven.

Ten slotte willen we er op wijzen dat voedingskundigen nog allerlei andere adviezen geven voor 'een goede gezondheid'. Daarmee wordt vooral bedoeld het voorkómen van ziekten op latere leeftijd of het verlengen van de levensduur. De adviezen betreffen dan bijvoorbeeld de aard en de hoeveelheid van het vet dat we eten, de aard van de koolhydraten, beperking van het zoutgebruik, en nog veel meer. Enkele van deze aspecten worden in het volgende hoofdstuk kort besproken.

8 VOEDING EN GEZONDHEID

Onze voeding heeft een heel grote invloed op onze gezondheid, maar het blijkt erg moeilijk te zijn die invloed vast te stellen, al zijn verscheidene belangrijke factoren wel tamelijk goed bekend. In Hoofdstuk 6 hebben we gezien welke stoffen en organismen in een levensmiddel kunnen zitten waarvan we (acuut) ziek kunnen worden. In Hoofdstuk 7 werd besproken welke bestanddelen van ons voedsel we in ieder geval moeten opnemen en hoeveel; bovendien is aangegeven hoeveel opneembare energie we nodig hebben. Er zijn echter nog veel meer factoren van belang, vooral in relatie tot de gezondheid *op lange termijn*, en de meeste daarvan komen in dit hoofdstuk aan de orde. Maar eerst zullen we de complexiteit van de materie bespreken.

Onderzoek naar de invloed van de voeding: problemen

Om vast te stellen of bepaalde voedselbestanddelen een ziekte kunnen veroorzaken of juist tegengaan, worden globaal drie soorten studies gedaan.

In de eerste plaats zijn dat *observatiestudies*: men registreert van grote groepen mensen gedurende een bepaalde tijd (a) wat ze eten en eventueel andere gegevens, zoals het gewicht, en (b) of ze een bepaalde ziekte krijgen en/of daaraan overlijden binnen de tijdsduur van het onderzoek. Uit de resultaten probeert men relaties tussen eetpatroon en gezondheid af te leiden. Deze studies kunnen relatief lang worden voortgezet.

Ten tweede noemen we *interventiestudies*: Groepen mensen worden gedurende een bepaalde tijd op een bepaald dieet gezet, waarbij de helft van de mensen wel een bepaald bestanddeel krijgen en de andere helft niet. De deelnemers (de onderzochte personen) en degenen die de deelnemers begeleiden gedurende de studie mogen niet weten of het betreffende bestanddeel wel of niet aanwezig is. Gedurende de studie wordt geregeld bepaald of de deelnemers ziekteverschijnselen vertonen of een bepaald kenmerk vertonen dat op ziekte kan wijzen, bijvoorbeeld het gehalte aan een bepaalde stof in het bloed. Interventiestudies kunnen meestal niet erg lang worden voortgezet, zeker geen jaren: je krijgt dan eenvoudig geen deelnemers.

De beide genoemde soorten van onderzoek zijn elk *epidemiologisch* van aard: men zoekt in een bepaalde populatie van mensen naar correlaties tussen bijvoorbeeld het eetpatroon en ziekteverschijnselen. Meestal weet je dan nog niet hoe de ongewenste verschijnselen veroorzaakt worden. Om daar achter te komen worden allerlei studies verricht naar het *mechanisme* waardoor een bepaalde stof of een organisme een bepaalde ziekte kan veroorzaken of tegengaan. Dit betreft meestal biochemisch of fysiologisch onderzoek van zeer uiteenlopende aard. Het resultaat van zulk onderzoek kan dan aanleiding zijn tot het doen van een gerichte interventiestudie om na te gaan of de gevormde ideeën over genezen of voorkómen van de ziekte bevestigd worden.

Toch is het vaak heel moeilijk om correcte en zinnige conclusies te trekken, zeker als die tot algemene voedingsadviezen moeten leiden. Belangrijke oorzaken daarvan zijn:

- Vooral bij observatiestudies is het erg moeilijk om *betrouwbare gegevens* van de deelnemers te krijgen over hun voedingsgewoonten en hun levensstijl.
- Verder zijn er bij epidemiologische studies vaak geen '*nul-gebruikers*' voor een bepaalde stof, dat wil zeggen mensen die de stof helemaal niet binnen krijgen.
- Het *duurt vaak heel lang* – tot tientallen jaren – voordat de (mogelijke) invloed van een bepaalde voeding zich manifesteert. Dit betreft onder meer de meeste soorten kanker, diabetes mellitus (suikerziekte), en hart- en vaatziekten. In zulke gevallen kan het heel lastig zijn om betrouwbare verklaringen te vinden voor de oorzaak van de ziekte.
- Het lichaam heeft allerlei *verdedigingsmechanismen* tegen ziekten. Pathogene bacteriën worden bestreden door bacteriedodende stoffen uit speeksel, gal en darmepitheel; door het maagzuur; door andere bacteriën in de darm; en vooral door ons immuunsysteem. Allerlei toxische stoffen worden door de nieren uitgescheiden en/of door de lever onschadelijk gemaakt. De vatbaarheid voor allerlei ziekten hangt sterk af van de kwaliteit van deze afweermechanismen.
- Er zijn grote *verschillen tussen mensen*: in voedingspatroon en voedings-toestand; in bovengenoemde vatbaarheid; in allerlei details van de stofwisseling; in lichamelijke constitutie (bijvoorbeeld obesitas); enz. Deze verschillen zijn vaak gecorreleerd met kenmerken zoals leeftijd, geslacht, zwangerschap, alcoholgebruik en nog veel meer; maar ook tussen individuen van zo'n categorie zijn er genetische verschillen.
- *Multicausaliteit.* Daar komt bij dat er meestal niet één factor is die invloed heeft op het ontstaan van ziekte of op het tegengaan ervan, maar een aantal verschillende factoren. Vaak zijn dat ook factoren die niets met onze voeding te maken hebben, zoals roken, of de mate van lichaamsbeweging. De multicausaliteit wordt vooral een probleem als men een sterfgeval wil toeschrijven aan één bepaalde factor. Mensen sterven meestal door een combinatie van oorzaken of omstandig-heden. Bijvoorbeeld: een infectieziekte waar de één aan dood gaat geneest bij een ander (bij een even zware besmetting).
- Meestal proberen onderzoekers vast te stellen of een bepaald gevonden verschil 'significant' is; daarmee wordt bedoeld: *statistisch signifi-cant*. Men maakt dan een schatting van de kans dat een gevonden verschil inderdaad bestaat, dat wil zeggen niet op toeval berust. Pas

als die kans geschat wordt op meer dan 95%, wordt aangenomen dat er verschil is. Maar dat is natuurlijk arbitrair en er is geen duidelijke scheidslijn. Bovendien moeten allerlei andere verschillen tussen deelnemers worden uitgeschakeld, waar ook weer onzekerheden uit voortvloeien. Anderzijds betekent 'niet significant' niet altijd dat er geen verschil is. Om meer zekerheid te krijgen moet men studies doen met een groter aantal deelnemers, wat natuurlijk hogere kosten meebrengt.

- Een 'statistisch significant verschil' wil niet zeggen dat het verschil *wezenlijk van belang* is. Als je maar genoeg deelnemers hebt, kun je bijvoorbeeld het gemiddelde gewicht van een categorie daarvan wel op een ons nauwkeurig bepalen. Maar dat betekent niet dat een verschil in gewicht tussen categorieën van bijvoorbeeld 500 gram van belang is; dat is zelfs erg onwaarschijnlijk.

- Vaak worden correlaties gevonden tussen twee variabelen, maar dat betekent niet zonder meer dat zo'n correlatie *oorzakelijk* is. Bijvoorbeeld: uit epidemiologische studies naar het verband tussen eetpatroon en de incidentie van hart- en vaatziekten bleek vaak dat er een negatieve correlatie was tussen de totale energie van het gegeten voedsel en de ziektekans; met andere woorden, hoe meer de deelnemers aten, hoe kleiner de kans dat ze ziek werden. Maar dat betekent niet dat je mensen moet gaan adviseren meer te gaan eten om de ziekte te vermijden, integendeel. De correlatie kwam natuurlijk tot stand doordat mensen die veel lichamelijk werk doen ook meer eten, en lichaamsbeweging helpt in het voorkómen van hart- en vaatziekten. Maar in veel gevallen is het niet zo eenvoudig om vast te stellen of een verband oorzakelijk is, of wat oorzaak en wat gevolg is.

- *Neveneffecten.* Vaak heeft een factor niet alleen invloed op één ziekte, maar ook op andere. Als je bijvoorbeeld vaststelt dat een bepaald bestanddeel van het voedsel een ziekte tegengaat, dien je wel na te gaan of het soms een verergerend effect heeft op andere ziekten. Vaak zijn er dus positieve of negatieve *correlaties tussen de werking* van een voedselbestanddeel. Dat heeft tot gevolg dat het heel moeilijk, of zelfs onmogelijk kan zijn om harde conclusies te trekken, vooral in epidemiologische studies over het totale effect van het betreffende bestanddeel. Heel vaak telt men veronderstelde incidenties of sterfgevallen van verschillende kwalen eenvoudig bij elkaar op, maar dat is in het algemeen niet geoorloofd.

Na lezen van het bovenstaande zal het geen verbazing wekken dat 'de geleerden' het vaak oneens zijn. Het is geen uitzondering als de ene studie een positief verband aangeeft tussen een bepaalde voedingsstof en het tegengaan van een ziekte, een andere soortgelijke studie een negatief verband, en een derde geen effect. Vaak verricht men dan een zogenaamde *'meta-analyse'*; dat houdt in dat de resultaten van verschillende al gepubliceerde studies worden gepoold, kritisch bekeken en herberekend. Het gevolg is vaak dat eerdere conclusies nogal wat genuanceerd moeten worden. Verder worden er voortdurend weer nieuwe verbanden gevonden, wat tot – soms ingrijpende – verandering van voedingsadviezen kan leiden.

Soms wordt een voedingsadvies als volgt beargumenteerd. Bijvoorbeeld: hart- en vaatziekten zijn de voornaamste doodsoorzaak in ons land. Daar moeten we verbetering in brengen. Deze ziekten komen minder vaak voor bij mensen met een lage cholesterolspiegel in het bloed. Dus moeten we een voedselpakket adviseren dat leidt tot verlaging van de cholesterolspiegel. Als het al waar is dat daardoor de sterfte wezenlijk zal worden verminderd – wat volgens de auteurs lang niet zeker is – betekent het dat een andere oorzaak van sterfte de meest voorkomende wordt, bijvoorbeeld kanker. Want de sterftekans van ieder mens is precies 100%. Het heeft meer zin om te kijken naar een eventuele verlenging of verkorting van de levensduur, waarbij de uitkomst natuurlijk afhangt van de ouderdom van de persoon; vaak worden bovendien aparte uitkomsten gegeven voor mannen en vrouwen. Uiteraard zijn dit allemaal *gemiddelden* en de verschillen tussen individuen zijn groot.

Een beter criterium is het gemiddelde aantal jaren dat iemand van een bepaalde categorie nog redelijk gezond door het leven gaat. Daartoe berekenen gezondheidsdeskundigen wel het aantal zogenaamde DALYs. DALY betekent "disability adjusted life year", of wel een jaar dat men in goede gezondheid leeft. Men vermenigvuldigt daartoe het geschatte aantal jaren x dat iemand een slechte gezondheid zal hebben met een geschatte factor y. Deze factor varieert van 0 (geen noemenswaardige last van de ziekte) tot 1 (ondraaglijk ziek). De verwachte levensduur wordt dan verminderd met het product van x en y om tot het aantal DALYs te komen. Een probleem is dat de getallen die zo worden berekend op grove schattingen berusten zodat ze nog veel minder zeker zijn dan de leeftijdsverwachtingen.

We moeten dus rekenen op allerlei onzekerheden; toch hebben verscheidene studies wel tot belangrijke resultaten geleid.

Energieopname

Dit aspect is besproken in Hoofdstuk 7 en we voegen er nog het volgende aan toe. Als je meer energie verbruikt dan je uit het eten opneemt zul je vermageren en als de opname groter is dan het verbruik word je zwaarder. Een relatief hoog gewicht wordt algemeen ongewenst geacht: behalve het lichamelijke ongemak dat het meebrengt, kan het ook de kans op diabetes (type 2) en op hart- en vaatziekten verhogen.

Of iemands gewicht te hoog of te laag is wordt meestal bepaald aan de hand van zijn of haar *Quételet-index* (tegenwoordig vaak BMI = "body mass index" genoemd). Die wordt bepaald door het lichaamsgewicht in kg te delen door het kwadraat van de lichaamslengte in meters. Iemand die 70 kg weegt en 1,70 meter lang is, heeft dus een index van $70/1,7^2$ = 24,2. Meestal hanteert men de volgende schaal:

	index
ondergewicht	< 18,5
normaal gewicht	18,5 – 24,9
overgewicht	25,0 – 29,9
obesitas	> 29,9

Vaak wordt aangenomen dat normaal gewicht de hoogste levens-verwachting geeft en dat zowel mensen met ondergewicht als met overgewicht korter leven; mensen met obesitas (zwaarlijvigheid) zouden nog eerder ziek worden en korter leven. Andere deskundigen bestrijden dat en zijn van mening dat mensen in de klasse overgewicht gemiddeld zeker niet korter leven dan 'normalen'. Dit wordt toegeschreven aan de betere weerstand tegen infectieziekten door de grote hoeveelheid in het lichaam opgeslagen reservevoedsel. De te veel opgenomen energie wordt grotendeels opgeslagen in vetweefsel, en het is onderdehand gebleken dat dit weefsel allerlei hormonen produceert. Ook wordt beweerd dat een stabiel gewicht van veel belang is: afwisselend afvallen en weer dik worden zou de gezondheid meer schaden. Dit geldt dan vooral voor ouderen: mensen boven ongeveer 65 jaar die flink wat gewicht verliezen zouden een groter risico lopen. Bovendien moeten mensen die al echt zwaarlijvig zijn op jonge leeftijd op een korter en minder gezond leven rekenen.

Zoals gezegd in Hoofdstuk 7 word je dikker als je meer eetbare energie opneemt dan je verbruikt. Dat is een keiharde waarheid, maar er zijn wel tamelijk grote verschillen tussen mensen. Dit betreft vooral verschillen in de hoeveelheid energie die ze verbruiken: sommigen zijn lichamelijk veel actiever dan anderen. Verder varieert het percentage van de gegeten energie die het lichaam niet opneemt; dit hangt af van de mate waarin de darmflora onverteerbare koolhydraten absorbeerbaar maakt. Ook is de intensiteit van de ruststofwisseling niet voor iedereen hetzelfde.

Ten slotte kunnen mensen allerlei *eetstoornissen* hebben: anorexia, waarbij de betrokkene, meestal een meisje, veel te weinig eet uit angst om dik te worden; boulimie, waarbij zwelgpartijen afwisselen met veel te weinig eten; en vooral gewoon en dagelijks te veel eten. Dat heeft allemaal weinig met het voedsel te maken en veel met psychische problemen. Het enige dat een beetje kan helpen tegen te veel, of eigenlijk te vaak eten, is een voeding met relatief weinig snel verteerbare koolhydraten, zoals suiker en sommige soorten zetmeel. Die geven namelijk snel een hoog gehalte aan glucose in het bloed, maar ook weer een snelle afname, en dat betekent dat je gauw weer honger krijgt. Ook lijkt een eiwitrijke voeding langer een verzadigd gevoel te geven.

Voedingsstoffen

In Hoofdstuk 7 is het meeste al besproken. Volwassen mensen die gevarieerd en matig eten komen zelden nutriënten tekort. Wel eten verscheidene mensen nogal weinig voedingsvezel, wat tot obstipatie kan leiden en soms tot irritatie van de darm. Overigens is de behoefte aan voedingsvezel sterk verschillend tussen individuen; sommigen hebben van nature een snelle passage van de spijsbrok door de darm, en eten van extra voedingsvezel kan dan diarree veroorzaken.

Sommige mensen hebben een eetpatroon dat nogal van het gebruikelijke afwijkt, en dan kunnen wel degelijk tekorten aan bepaalde nutriënten ontstaan. Vegetariërs hebben wat moeite om aan voldoende ijzer, calcium en sommige vitaminen te komen, maar met wat kennis van zaken kunnen ze toch een evenwichtige voeding samenstellen. Voor veganisten, die behalve vlees en vis ook eieren en melkproducten afwijzen, is dat heel wat moeilijker. Ze kunnen vooral een tekort aan Vitamine B12 krijgen.

Nog eenzijdiger is (of was) de macrobiotische voeding, en we bespreken mogelijke consequenties ervan als een voorbeeld. In de jaren tachtig kregen vrij wat kinderen zo'n voeding. Onderzoek naar de gevolgen daarvan voor 0–8-jarigen wees uit dat die kinderen duidelijk achterbleven in groei en ontwikkeling, waaronder de ontwikkeling van verstandelijke vermogens, ten opzichte van kinderen met een meer gebruikelijke voeding. Deze achterstand kon deels ingehaald worden door daarna een beter aan de behoeften aangepaste voeding te geven, maar bepaald niet helemaal. Nog extremer is een ander voorbeeld (niet in ons land), waar enkele baby's voornamelijk gevoed werden met een papje van half gaar gemaakte bruine bonen; dit leidde tot minstens één sterfgeval. Tegenwoordig vinden heel wat moeders dat hun kinderen, net als zij zelf, een vetarme voeding moeten krijgen. Dat is zeker voor kleine kinderen glad verkeerd: die hebben juist behoefte aan vet voor voldoende energie en ook als nutriënt. Deze voorbeelden illustreren nogmaals hoe belangrijk een gevarieerde en gebalanceerde voeding is. Die is bovendien nodig om je een goede weerstand tegen ziekten te geven, speciaal infectieziekten.

Zoals al gezegd zijn er allerlei categorieën van mensen waarvoor de samenstelling van hun voeding nauwkeuriger moet worden beschouwd, omdat ze problemen kunnen krijgen met tekorten aan specifieke nutriënten. Dit betreft baby's, kinderen in verschillende leeftijdsklassen, veganisten, topsporters, zwangeren, zogenden, bejaarden, enz. Sommige oude mensen eten zo weinig dat ze bepaalde nutriënten te kort komen;

aanvulling in de vorm van voedingssupplementen is dan vaak een optie. En verder zijn er heel wat ziekten waarbij een speciale voeding nodig is.

Effecten op lange termijn

De meeste effecten van de voeding op onze gezondheid merk je pas op de lange duur. Een paar daarvan zijn al besproken, bijvoorbeeld wat er gebeurt als je te weinig of te veel energie opneemt. Als je eenzijdig eet kun je allerlei deficiënties krijgen, vaak met als gevolg een grotere vatbaarheid voor ziekten. Toxische of carcinogene stoffen die een erg lange halveringstijd hebben en zich dus in het lichaam ophopen kunnen uiteindelijk tot ziekte leiden. Enkele belangrijke andere gezondheidsproblemen zijn de volgende.

Kanker. Onze voeding kan een grote invloed hebben op het ontstaan of het voorkómen van kanker: zie Hoofdstuk 6, Mutagene stoffen. Het betreft vooral maag- en darmkanker. Een erg hoog gebruik van zout (wat vroeger het geval was toen veel voedsel door inzouten werd geconserveerd, vooral vlees, vis en groenten), en onmatige alcoholconsumptie werken die kanker in de hand. Ook wordt het eten van veel rood vlees wel genoemd als kanker bevorderend. Het eten van veel groenten en fruit zou weer remmend werken, maar dat is niet helemaal duidelijk. Hoge nitraatgehalten in groenten zouden weer kanker bevorderen, omdat daar in de dunne darm carcinogene nitrosaminen uit worden gevormd, maar de carcinogeniteit daarvan is gering. Fruit zou ook enigszins helpen tegen longkanker. Een hoge calciumopname beschermt waarschijnlijk tegen kanker van de dikke darm. Uiteraard mogen carcinogene stoffen, zoals aflatoxinen of acrylamide, en tumorpromotoren, zoals dioxinen, slechts in heel lage concentratie aanwezig zijn; daar zijn normen voor waarop wordt gecontroleerd. Allerlei kruiden en specerijen bevatten carcinogene stoffen en er wordt dan ook aangeraden daar maar weinig van te eten. Anderzijds zijn er aanwijzingen dat de gevoeligheid voor kanker afhangt van de fysiologische toestand van het lichaam, wat betekent dat een goede en gebalanceerde voeding een positief effect heeft. Verder is er nog veel onduidelijk.

Aderverkalking, ook arteriosclerose genoemd, kan tot hart- en vaatziekten leiden, zoals hartinfarct en beroerte. Aangenomen wordt dat onze voeding daar veel invloed op heeft. Aderverkalking is de vorming van verdikkingen op de binnenwand van slagaders, welke verdikkingen veel cholesterol bevatten; die verdikkingen kunnen soms loslaten, waarop ze vaak elders verstopping van slagaders veroorzaken, bijvoorbeeld die in het hart. Aderverkalking blijkt vaak samen te gaan met een relatief hoge cholesterolspiegel in het bloed en dat gehalte leek ook te correleren met het gehalte van cholesterol in de voeding en met de aard van het vet; eten van verzadigd vet (een grove aanduiding voor vet met relatief veel verzadigde vetzuren) zou verhogend werken op de cholesterolspiegel, onverzadigd vet verlagend. Onderdehand is dat beeld sterk verfijnd. Bijvoorbeeld: de opname van cholesterol met het voedsel heeft nauwelijks invloed; het gaat niet zozeer om de totale cholesterolspiegel, maar ook om de vorm waarin het cholesterol voorkomt; slechts een paar verzadigde vetzuren werken cholesterolverhogend; slechts een paar meervoudig onverzadigde vetzuren werken verlagend en sommige andere, de zogenaamde transvetzuren, werken juist verhogend. Visoliën bevatten bepaalde vetzuren die mogelijk hartziekten tegengaan. Verschillende andere stoffen in het voedsel lijken ook effecten te hebben, onder meer geoxideerd cholesterol (slecht), alcohol (goed) en het door melkzuurbacteriën gemaakte vitamine K_2 in vethoudende gefermenteerde melkproducten zoals kaas (goed). Bovendien hebben allerlei andere factoren een duidelijke invloed: roken (slecht); een hoge bloeddruk (slecht), veel lichaamsbeweging (goed); en waarschijnlijk obesitas (slecht). Verder zijn er grote, deels onbegrepen verschillen tussen mensen: mannen zijn gevoeliger voor aderverkalking dan vrouwen en de gevoeligheid neemt sterk toe met de leeftijd; sommigen met een heel hoge cholesterolspiegel worden toch stokoud, sommige anderen hebben een lage spiegel en krijgen toch een hartinfarct. Ook is de invloed van de voeding op hart- en vaatziekten veel kleiner dan vaak gedacht wordt. De auteurs zijn van mening dat het weinig zin heeft om voedingsadviezen te geven aan personen die niet tot een risicogroep behoren (en dat zijn de meeste mensen).

Diabetes mellitus van het type 2 is een ziekte die meer en meer voorkomt. Hierbij is de glucosespiegel van het bloed te hoog, en is de suikerstofwisseling ontregeld. De oorzaak is nogal ingewikkeld. Zeer waarschijnlijk wordt de ziekte veroorzaakt bij mensen die er een erfelijk bepaalde gevoeligheid voor hebben en die bovendien obesitas vertonen en erg weinig lichaamsbeweging hebben. Aanvankelijk werd gedacht dat het eten van relatief veel suiker en andere licht verteerbare koolhydraten de oorzaak is, maar het lijkt er op dat het belangrijker is het suikerverbruik goed te spreiden over de dag. (Overigens is het eten van veel suiker of zetmeel wel af te raden, want de nutriëntendichtheid daarvan is nul.)

'*Eenzijdige voeding*', bijvoorbeeld veel vlees en veel verzadigd vet eten. Het lijkt erop dat mensen die rond de Middellandse Zee wonen in het algemeen veel minder last hebben van kanker, hart- en vaatziekten en diabetes mellitus dan mensen uit Noordwest-Europa. Men schrijft dat wel toe aan de zogenaamde Mediterrane voeding: veel groenten en fruit, sterk onverzadigd vet, weinig vlees, enz. Het verschil wordt dan toegeschreven aan het hoge gebruik van groenten en fruit. Men denkt dan aan specifieke plantenstoffen. Dit betreft onder meer glucosinolaten; deze stoffen bevorderen op een ingewikkelde manier de ontgiftende werking van de lever. Twee andere groepen werken antioxiderend, te weten flavonoïden en carotenoïden. Zulke antioxidanten zijn inderdaad nodig, maar het is gebleken dat de gemiddelde Nederlandse voeding voldoende antioxidanten bevat en dat verdere toevoeging in het algemeen weinig of geen effect heeft. Ook epidemiologisch onderzoek wijst op weinig verschil in de incidentie van kanker en van hart- en vaatziekten tussen mensen die veel en die weinig groenten en fruit eten. Wellicht heeft dat er mee te maken dat de gehalten van de genoemde stoffen in planten zeer sterk variëren, soms wel met een factor 100. Maar misschien heeft het verschil in ziektegevallen er (ook) mee te maken dat veel van die zuiderlingen matig eten, veel lichaamsbeweging hebben en niet te dik zijn.

Alcoholgebruik. Vergeleken met niet-drinkers is de gemiddelde levensduur van mensen die wat alcohol gebruiken, bijvoorbeeld twee glazen wijn of bier per dag, hoger. Dat komt doordat alcohol aderverkalking remt. Als je duidelijk meer drinkt is de verwachte levensduur weer korter, vooral door een langzame degeneratie (cirrose) van de lever, die uiteindelijk dodelijk is. En als je verslaafd bent aan alcohol en er heel veel van drinkt, zul je nog meer kwalen krijgen, vooral omdat je een tekort krijgt aan belangrijke nutriënten. Voortdurende verslaving is vrijwel altijd fataal.

Osteoporose. Oudere mensen, vooral vrouwen na de menopauze, krijgen vaak last van botontkalking, en lopen daardoor een grotere kans dat ze bij een val botten breken. Bovendien gaan ze vaak erg krom lopen. Een goede voorziening met calcium, maar dan vooral als je nog jong bent, is nodig om ernstige osteoporose te voorkómen. Nog belangrijker is voldoende vitamine D, wat nodig is voor de absorptie van calcium; vooral als je weinig in de zon komt moet je deze vitamine uit voedsel halen. Hoe dikker je bent hoe minder kans op botontkalking, dit tengevolge van door het vetweefsel geproduceerde hormonen die osteoporose tegengaan.

Gebit. Een gebit dat resistent is tegen cariës (gaatjes in tanden en kiezen) vraagt veel calcium, maar dan vooral vóór de geboorte. Verder is opname van fluoride van belang; het zit in veel soorten tandpasta. Een ander probleem is erosie van het gebit, dat wil zeggen dunner worden van de harde glazuurlaag op tanden en kiezen. Dit wordt veroorzaakt door het vaak drinken en eten van producten met een hoge zuurgraad, zoals de meeste vruchtensappen, veel frisdranken, wijn en allerlei fruit. Tanderosie komt vooral voor bij professionele wijnproevers en tegenwoordig ook veel bij jonge mensen; het leidt in ernstige gevallen tot afbrokkeling van tanden en kiezen.

Functionele levensmiddelen

De titel van deze paragraaf is een letterlijke vertaling van de inge-burgerde Engelse term 'functional foods' en zegt eigenlijk niets. De Gezondheidsraad spreekt van 'specifieke gezondheidsbevorderende voedingsmiddelen' (SGVs) en dat is duidelijker.

In de loop der tijden zijn er heel veel bestanddelen van levensmiddelen, doorgaans van plantaardige herkomst, aangeprezen als goed ter voorkoming van specifieke kwalen of gebreken. Voorzover dat nutriënten bleken, zijn die door de voedingskundigen erkend, maar verreweg de meeste van die aanprijzingen zijn loos gebleken.[1] Maar in enkele gevallen heeft het toch geleid tot functionele levensmiddelen die geacht worden een bewezen gunstige werking te hebben, al is het effect meestal niet groot. Dit betreft onder meer: broodproducten met extra voedingsvezel; zuivelproducten met extra calcium; producten van verschillende aard waar plantensterolen en/of –stanolen zijn toegevoegd, welke stoffen de cholesterolspiegel van het bloed duidelijk verlagen.

Een speciaal type van functionele levensmiddelen vormen de *probiotica*. Dit zijn cultures van specifieke levende micro-organismen, meestal bacteriën, die via de mond en het maagdarmkanaal vooral in de dikke darm terecht komen. Ze zouden zich dan aan de darmwand moeten hechten, maar dat doen ze waarschijnlijk niet. Ze worden meestal in de vorm van yoghurtachtige drankjes verkocht. Allerlei gunstige effecten zijn geclaimd, maar de meeste zijn niet bewezen. Wel is duidelijk dat er bacteriën zijn die gastro-enteritis tegen kunnen gaan. Probiotica zullen wellicht een rol gaan spelen bij de behandeling van sommige ziekten.

Prebiotica zijn onverteerbare stoffen die in de dikke darm gebruikt kunnen worden door daar aanwezige bacteriën. Ze kunnen aan levensmiddelen worden toegevoegd. Hèt voorbeeld is de suiker lactulose die de groei van bifidobacteriën sterk bevordert, wat vooral voor baby's en peuters van belang geacht wordt.

Verder zijn er nog *'nutraceuticals'*, dat zijn uit levensmiddelen geïsoleerde gezondheidsbevorderende stoffen, in de vorm van pillen of drankjes verkochte medicijnen. Voor gezonde Nederlanders is gebruik van nutraceuticals in het algemeen niet zinvol.

---

[1] Een uitgebreid en kritisch overzicht van de veronderstelde gezondheids-bevorderende bestanddelen wordt gegeven door Rob Sijmons in zijn boekje "Hapklare Gezondheid", Uitgeverij Contact, 2005.

Overgevoeligheid

Sommige mensen zijn overgevoelig voor bepaalde voedingsstoffen, wat wil zeggen dat ze die stoffen niet goed kunnen verdragen. Er zijn enkele verschillende soorten overgevoeligheid.

Voedselallergie. Ons lichaam heeft een immuunsysteem dat dient om voor ons gevaarlijke organismen (bacteriën, protozoën, enz.) en virussen in het lichaam onschadelijk te maken. Deze ziekteveroorzakers worden door het immuunsysteem herkend doordat ze lichaamsvreemde eiwitten hebben. We zullen hier niet bespreken hoe het immuunsysteem werkt: dat is een zeer ingewikkeld complex van reacties. Zo nu en dan gaat er iets mis mee: het lichaam reageert dan op onschadelijke eiwitten, bijvoorbeeld van pollen (stuifmeelkorrels) in de lucht. Zulke eiwitten zijn dan *allergenen* voor de betreffende persoon, die er zogenaamde antistoffen tegen maakt. Als de betrokkene daarna weer in contact komt met hetzelfde allergeen (of soms ook met een ander eiwit dat er veel op lijkt), bevat het lichaam nog steeds die antistoffen, en treedt er een allergische reactie op. Die is vaak mild maar niet altijd; vooral bij astma – een allergie van de luchtwegen – kan een allergische aanval dodelijk zijn. Allergie komt bij lang niet alle mensen voor en mensen die wel allergisch zijn, zijn het vaak voor meerdere eiwitten. De gevoeligheid is ten minste voor een deel erfelijk bepaald.

Zo kan ook een eiwit uit voedsel soms tot allergie leiden. Dat is nogal zeldzaam, want de voedseleiwitten worden in het algemeen niet als zodanig in het lichaam opgenomen, maar eerst afgebroken (gehydrolyseerd) tot kleine brokstukken. Voedselallergie begint dan ook meestal in het darmepitheel en verspreidt zich dan verder door het lichaam. Eiwitten die tot een voedselallergie kunnen leiden vinden we vooral in schaaldieren, vis, eieren, koemelk, granen, pinda's, soja en noten. De verschijnselen zijn vaak mild: jeuk en zwelling in de mond; jeuk en uitslag op plekken van de huid (eczeem); misselijkheid, diarree en/of braken. Maar de zelden voorkomende pinda-allergie is heel gevaarlijk: het eten van één pinda kan dodelijk zijn. In het algemeen is er bij allergie maar een heel klein beetje allergeen nodig om een reactie te geven, maar de snelle afbraak van voedseleiwitten betekent dat vaak maar heel weinig intact eiwit het darmepitheel bereikt.

Voedselallergie is bij volwassenen tamelijk zeldzaam: het betreft een à twee procent van de mensen, en de verschijnselen zijn meestal niet zo ernstig. Bij baby's en peuters komt voedselallergie vaker voor: bij 5-8% van die kinderen en het betreft vaak koemelkallergie die leidt tot buikpijn en eczeem. Dan moet koemelk, of één van de koemelkeiwitten (beta-lactoglobuline of caseïne), vervangen worden door wat anders. (Veel mensen denken dat je dan koemelk kunt vervangen door geitenmelk, maar dat helpt niet.) Verreweg de meeste kinderen groeien over de allergie heen, meestal binnen een of twee jaar.

Voedselallergieën kunnen soms worden tegengegaan door het voedsel zodanig intensief te verhitten dat het allergene eiwit wordt gedenatureerd, bijvoorbeeld bij een koemelkallergie veroorzaakt door beta-lactoglobuline. Maar verhitten kan soms ook een andere allergie opwekken, namelijk van door Maillardering veranderde eiwitten. Mensen die zeer allergisch zijn voor allerlei voedseleiwitten, waaronder baby's die een moedermelkallergie hebben, kunnen overleven op voedsel waarin het eiwit door hydrolyse volledig gesplitst is in aminozuren en heel korte peptiden.

Coeliakie (spreek uit: seuliak*ie*). Deze ziekte komt voor bij 1 à 1,5% van de mensen, maar bij slechts een derde daarvan in een ernstige vorm. Ze wordt veroorzaakt door gluten, een eiwit dat voorkomt in tarwe, rogge en gerst. Het is ook een soort allergie, maar anders dan hierboven besproken. Bij een gewone allergie treden de verschijnselen direct op bij de tweede blootstelling aan het allergeen, bij coeliakie wordt de gevoeligheid langzaam opgebouwd. De verschijnselen kunnen zeer ernstig zijn: het dunnedarmepitheel degenereert, waardoor het z'n werking grotendeels verliest. Dat betekent dat allerlei nutriënten zeer onvolledig worden opgenomen, met als resultaat allerlei deficiënties; en bovendien een energietekort, ook al doordat het lichaam probeert de dunne darm te herstellen, wat veel energie kost. Bij voortdurende opname van gluten worden de verschijnselen steeds erger. Coeliakie-patiënten moeten dus een volledig glutenvrije voeding gebruiken, wat niet meevalt: gluten, tarwebloem en tarwezetmeel worden in heel veel levensmiddelen verwerkt en ook bier bevat nog restanten van gluten. Een plan om uit gluten een 'natuurlijk' kaasbedekkingsmiddel te maken werd afgelast, omdat het zou betekenen dat coeliakiepatiënten dan ook al geen kaas meer zouden mogen eten.

Voedselintoleranties. Die kunnen veroorzaakt worden door allerlei stoffen, dus zeker niet alleen eiwitten. Een ander verschil met allergie is dat kleine hoeveelheden van de betreffende stof meestal goed verdragen worden.

Verscheidene mensen hebben een probleem met de vertering van een simpele voedingsstof. Een bekend voorbeeld is *lactose-intolerantie*. Lactose is de suiker in melk, en om opgenomen te worden moet die door het enzym lactase worden gesplitst in glucose en galactose. Baby's hebben nagenoeg allemaal voldoende van dat enzym, maar oudere kinderen en volwassenen niet. In streken waar sinds vele eeuwen melk wordt gebruikt (Europa, Midden-Oosten, India, deel van Oost Afrika) komt malabsorptie maar weinig voor – bijvoorbeeld bij 10% van de volwassenen – maar in andere streken is het wel 90%. Ongeveer de helft van dezen hebben dan last van lactose-intolerantie als ze meer dan een klein beetje melk drinken: de bacteriën in de dikke darm krijgen dan heel veel suiker (lactose) om van te groeien en dat doen ze uitbundig, met als gevolg winderigheid, buikkrampen en vaak diarree. Overigens verdragen diezelfde mensen melk heel goed als ze is gefermenteerd, zoals in yoghurt.

Een ander voorbeeld is *favisme*, waar sommige mensen last van hebben bij het eten van tuinbonen. Die bevatten een giftige alkaloïde die sterke bloedarmoede kan veroorzaken. De meeste mensen maken een enzym dat deze alkaloïde afbreekt. Maar sommigen, vooral mannen, hebben een erfelijk defect waardoor dit enzym ontbreekt. Die worden ernstig ziek bij het eten van veel tuinbonen. Naar schatting zijn er vooral in Egypte in vroegere eeuwen meer dan honderdduizend mensen aan overleden. (Tuin- en andere bonen bevatten nog veel meer giftige stoffen, maar die worden door goed koken onschadelijk gemaakt.)

Sommige mensen zijn overgevoelig voor enkele 'biogene aminen', dat zijn aminen die uit aminozuren worden gemaakt door bacteriën, bijvoorbeeld in overrijpe kaas, of door de plant zelf, bijvoorbeeld in aardbeien. Overgevoelige mensen kunnen door het eten van deze producten hoofdpijn krijgen of duizelig worden.

Zo zijn er nog veel meer zeldzame voedselintoleranties die dan meestal tot misselijkheid en buikpijn leiden. En, zoals eerder gezegd, mensen verschillen sterk in hun weerstand tegen infectieziekten en hun gevoeligheid voor allerlei mogelijk toxische stoffen.

Zin en onzin

Over weinig zaken wordt zoveel tegenstrijdigs beweerd als over het onderwerp voeding en gezondheid. Dat betekent ook dat het meeste dat beweerd wordt onzin moet zijn. Hieronder volgen enkele voorbeelden.

Ten eerste is er een enorm verschil in de *perceptie* van risico's. In allerlei landen zijn enquêtes geweest waarin aan consumenten en aan deskundigen (zoals wetenschappelijk geschoolde voedingskundigen, microbiologen en toxicologen) werd gevraagd een lijstje met mogelijke gezondheidsrisico's in volgorde van belangrijkheid te rangschikken. Daar kwam dan bijvoorbeeld uit:

CONSUMENTEN	DESKUNDIGEN
1. Voedseladditieven	1. Ongebalanceerde voeding
2. Milieucontaminanten	2. Microbiële risico's
3. Ongebalanceerde voeding	3. Natuurlijke toxinen
4. Natuurlijke toxinen	4. Milieucontaminanten
5. Microbiële risico's	5. Voedseladditieven

Dat scheelt dus nogal wat. Merk op dat de vier veiligheidsaspecten exact in tegengestelde volgorde staan. Veel deskundigen zullen zelfs stellen dat het gevaar van voedseladditieven gelijk is aan nul. Andere enquêtes betreffen de incidentie van allergieën. Als je aan mensen vraagt of ze wel eens last hebben gehad van een voedselallergie, zegt ongeveer 1 op 6 ja; allergologen schatten een incidentie van ongeveer 1 op 50.

Een ander voorbeeld van verkeerde inschatting betrof het tijdelijk vóórkomen van de milieucontaminant bentazon in het water van de Rijn, waardoor ook het drinkwater in Amsterdam besmet raakte. Veel mensen besloten toen om geen kraanwater meer te drinken en kochten gebotteld water dat speciaal uit Noorwegen werd ingevoerd. Toxicologen rekenden echter uit dat je een kwart miljoen liter water moest drinken voor je de toxische dosis bentazon had binnengekregen. Er werd een veiligheidsfactor van een factor duizend genomen, zodat de absoluut veilig geachte dosis zou worden overschreden bij opname van meer dan 250 liter water per dag.

Veel mensen, inbegrepen allerlei bestuurders en politici, willen voor gevaarlijke stoffen naar een nultolerantie. Dat is een volstrekte onmogelijkheid, want de hoeveelheid van een stof die met moderne analysemethoden kan worden aangetoond is vaak verschrikkelijk veel kleiner dan de veilig geachte dosis. Dat soort besmettingen voorkómen of teniet doen zou zoveel kosten dat er heel wat levensmiddelen uit de markt zouden worden genomen; en dat wordt alleen maar erger, want de gevoeligheid van de analysemethoden wordt steeds groter. Zo gaan er nu (begin 2006) stemmen op om besmetting van kip met sommige bacteriën (*Campylobacter jejuni* en *Salmonella* soorten) tot nul per kip terug te brengen. Het lijkt er op dat supermarkten dan zullen besluiten geen kip meer te verkopen.

Er zijn nog veel meer dingen waar mensen bang voor zijn, en daar kun je je ook wel wat bij voorstellen. Een aspect is bijvoorbeeld 'genetisch gemodificeerd voedsel'. De meeste mensen kunnen dat heel moeilijk overzien. En het is zeker niet uit te sluiten dat een bepaalde genetische modificatie tot een gevaar of ander onvoorzien nadeel leidt. Maar dat geldt voor elke ingrijpende verandering in ons voedsel. Daar moet je dus onderzoek voor doen en aantonen, of zeer waarschijnlijk maken dat het product veilig is. En zo gaat het ook in ons land: daar zijn voorschriften voor waarop wordt gecontroleerd. Het is tegenwoordig heel moeilijk om te sjoemelen met veiligheidsvoorschriften. En verder: leven zonder risico en ook eten zonder enig risico is onmogelijk.

Dan zijn er nogal wat ideeën over de *voedingswaarde* en andere de gezondheid beïnvloedende kenmerken van voedsel die moeilijk zijn waar te maken. Bijvoorbeeld: 'fast food', en dan valt vaak de naam "McDonald's", zou minderwaardig zijn. Over smaak valt niet te twisten en ook niet over de ambiance van een eetvertrek, maar dat zulk voedsel een geringere voedingswaarde heeft dan thuis bereid eten, of minder veilig is, is gewoon niet waar. Verder wordt vaak beweerd dat voedsel uit de fabriek minderwaardig is. Ook dat is niet waar, het kan soms slechter en in andere gevallen beter zijn; zie verder Hoofdstuk 13. Weer een ander vermoeden is dat 'biologisch' geteeld voedsel beter is dan 'gangbaar' geteeld. Dat is evenmin hard te maken; er is nogal wat onderzoek aan gedaan en dan vind je wel eens kleine verschillen, in de ene of de andere richting.

Dan moeten we het nog hebben over de *claims* dat een bepaald levensmiddel of een toevoegstof de gezondheid bevordert of juist schaadt. Die claims moeten altijd met grote argwaan worden bekeken, van welke kant ze ook komen. Zelfs als terecht beweerd wordt dat de werking 'wetenschappelijk' is bewezen wil dit nog niet zeggen dat het effect van wezenlijk belang is. Het probleem is natuurlijk dat degenen die de claim leggen daar belang bij hebben. Zelfs als ze geen onwaarheid vertellen, kunnen ze nog overdrijven of mooie dingen suggereren. Belanghebbenden zijn de primaire producenten, de fabrikanten en vaak de handel. In het bijzonder over producten in zogenaamde gezondheidswinkels worden de gekste dingen beweerd. In feite worden er dus met allerlei levensmiddelen ook allerlei illusies verkocht. En dan heb je ook mensen die zelf een theorie hebben bedacht voor gezond eten: ze schrijven daarover in boeken of tijdschriften en ze willen natuurlijk dat hun ideeën nagevolgd worden. Zelfs wetenschappelijke onderzoekers zijn niet onverdacht. Iedere onderzoeker vindt natuurlijk het eigen onderzoek van groot belang en wil ook graag dat er voor de gezondheid van de mens iets van belang uitkomt. Dat leidt vaak tot overdrijving en soms tot een zekere kortzichtigheid. In de voedingsleer zie je nog wel eens dat er een paradigma ontstaat dat heel moeilijk is weg te krijgen, ook als daar voldoende aanwijzingen voor zijn.

Enkele conclusies

We eindigen met een paar conclusies – je kunt het ook stellingen noemen – betreffende voeding en gezondheid.
Het enige algemene voedingsadvies dat je nu kunt geven is:

EET MATIG EN GEVARIEERD

Dit advies volstaat in het algemeen voor gezonde mensen van, zeg, 5 tot 70 jaar oud die niet tot een risicogroep behoren.

Anderzijds geldt ook:

ADVIEZEN MOETEN MEER TOEGESNEDEN WORDEN

Dat wil zeggen toegesneden op bepaalde groepen en eventueel op individuen. Dat wordt steeds beter mogelijk door het groeiende inzicht in de relaties tussen voeding en gezondheid.

In het algemeen kun je stellen:

GEZOND VOEDSEL BESTAAT NIET, GEZONDE VOEDING WEL

Het totale voedselpakket dat je eet bepaalt of het gezond is, wat overigens niet betekent dat de relatie altijd volledig bekend is. Ongezond voedsel bestaat wel, namelijk als het onveilig is.

Ondanks alle ophef over onveilig voedsel:

ONS VOEDSEL IS NU VEILIGER DAN OOIT

We weten heel veel over wat onveilig is en hoe we veiligheid moeten borgen, en de controle daarop is goed geregeld.

9 SENSORISCHE EIGENSCHAPPEN

Deze eigenschappen bepalen de eetkwaliteit van het voedsel en daardoor het genoegen dat je aan het eten ontleent. Dit heeft een grote invloed op de voedselkeuze, tenminste voor mensen die zich dat kunnen veroorloven. Het is dus van groot belang voor de producent van primaire grondstoffen, die wil weten hoe goed zijn tomaten enz. smaken; en voor de fabrikant van samengestelde levensmiddelen en de kok, die natuurlijk willen weten hoe ze hun producten zo kunnen maken dat ze goed smaken. Voedingskundigen willen in het algemeen dat mensen zo gezond mogelijk eten; zo wordt vaak aanbevolen (terecht of ten onrechte) om levensmiddelen met een laag vetgehalte te eten, maar heel wat mensen houden niet zo van magere yoghurt of laagvette rookworst. Hoe kun je zulke producten dan toch smakelijk maken zonder er verder veel aan te veranderen, zoals extra suiker toevoegen? Dit vereist inzicht in het tot stand komen van de sensorische eigenschappen, wat overigens bepaald niet eenvoudig is.

Waarnemen

Vanouds onderscheidt men de vijf zinnen: horen, zien, ruiken, proeven en voelen. Bij nader inzien blijkt het nogal wat ingewikkelder te zijn, vooral dat 'voelen'. Dat kan slaan op tastzin, dat is het waarnemen van druk; pijnzin; temperatuurzin (warmte en koude); en spierzin. Het laatste is waarneming van de stand van je lichaamsdelen (zonder er naar te kijken). We zullen zien dat al die zintuigen een rol spelen bij het waarnemen van voedsel.

Als een zintuig gestimuleerd wordt, bijvoorbeeld het oog door licht, zendt het zenuwprikkels door aan de hersenen, die ze verwerken tot een gewaarwording en tot herkenning (dat gaat uiterst snel, in minder dan een honderdste seconde). De hersenen gebruiken daarbij vaak ook andere zenuwprikkels, bijvoorbeeld van het reukorgaan. En ze gebruiken altijd en vooral ervaringen die in de hersenen zijn opgeslagen bij eerdere waarnemingen. Het waarnemen is niet een soort chemische of fysische analyse waarbij een aantal afzonderlijke grootheden worden bepaald. De hersenen *integreren* allerlei prikkels en ervaringen en proberen die in het algemeen terug te brengen tot iets dat eerder is waargenomen, dat wil zeggen tot herkenning.

In het algemeen zijn mensen het er over eens wat er in een bepaald geval waargenomen wordt, bijvoorbeeld dat een banaan geel is en zoet smaakt. Toch kun je geel en zoet geen eigenschappen van een banaan noemen: ze komen alleen tot stand als een (niet kleurenblind) mens er naar kijkt, of een mens met smaakvermogen er van eet. Het zijn dus eigenschappen van de waarneming en die waarneming kan op allerlei manieren van de gesteldheid van de waarnemer en van omstandigheden gedurende de waarneming afhangen. Of je het eten dat je voorgezet krijgt lekker vindt kan ook afhangen van je honger of je humeur; of je alleen eet of gezellig met goede vrienden; of het eten nieuw voor je is of juist heel gewoon; of iemand op wiens oordeel je prijs stelt zegt dat het fantastisch, of juist afschuwelijk smaakt, enz. En als je een bedorven ei hebt gegeten, is de kans groot dat je eieren voorlopig niet meer lekker vindt; dit noemt men 'aangeleerde aversie'.

Dat alles neemt niet weg dat je heel wat te weten kunt komen over wat en hoe een mens waarneemt. Als je een heel eenvoudig experiment doet, bijvoorbeeld mensen laat proeven van oplossingen van suiker in water, kun je ze vragen of ze verschil proeven tussen die oplossing en zuiver water. Dan blijkt dat er een suikergehalte is waarbij het verschil nog net wordt waargenomen; dat gehalte heet de *drempelwaarde*. Je kunt proefpersonen ook verschillende suikeroplossingen laten proeven en ze vragen wat de *intensiteit* van de waargenomen smaak is. Dat blijken ze heel reproduceerbaar te kunnen doen en je ziet dan dat die intensiteit toeneemt met de concentratie; men noemt dat een stimulus-respons-relatie. In het algemeen is de respons niet gewoon evenredig aan de stimulus. Maar de drempelwaarde en de relatie tussen suikergehalte en waargenomen intensiteit blijken te verschillen van mens tot mens.

Verder kun je ook vaststellen dat de intensiteit van een waarneming vaak afneemt tijdens het waarnemen, hoewel de stimulus gelijk blijft; dit verschijnsel wordt *adaptatie* genoemd. Het valt vooral op bij reuk en tastzin. Je kunt zwakke stimuli, bijvoorbeeld een ruisachtig geluid, vaak ook negeren, zolang je er niet aan denkt. Vaak reageren de hersenen bovendien sterker op een verandering in stimulus dan op een constante stimulus van gemiddelde intensiteit. Zo kun je alleen voelen of een oppervlak ruw is door er met je vinger over te wrijven, al is een heel klein beetje beweging over het oppervlak voldoende.

De chemische zintuigen

Onze zintuigen voor geur en voor smaak reageren op bepaalde chemische stoffen. Daarin onderscheiden ze zich van de andere zintuigen die reageren op fysische prikkels.

Smaak nemen we waar in de mond, in het bijzonder met de tong. Op de tong bevinden zich smaakpapillen die elk verscheidene recep-toren bevatten, kleine orgaantjes die elk op bepaalde stoffen reageren. Zo'n stof moet dan wel in aanraking komen met de receptor, wat in het algemeen betekent dat de stof in speeksel moet oplossen en dat de moleculen niet te groot mogen zijn. Polymeren zoals zetmeel en de meeste eiwitten zijn dan ook smaakloos, maar ook de meeste andere stoffen kunnen geen smaaksensatie veroorzaken, want de moleculen moeten als het ware passen in holten in de receptor.

Vanouds onderscheidt men vier smaken: zoet, bitter, zout en zuur. Voor elk van die smaken zijn er aparte (groepen) receptoren. Gewone suiker, dat is sacharose, smaakt zoet, en de meeste andere suikers doen dat ook, maar niet allemaal even sterk. Melksuiker is bijvoorbeeld veel minder zoet; en als je sacharose door hydrolyse verandert in glucose plus fructose neemt de zoetheid flink toe. Ook veel andere stoffen geven een zoete smaak, sommige zelfs veel sterker dan sacharose, bijvoorbeeld sacharine en aspartaam, die in 'zoetjes' worden gebruikt. Kinine is hèt voorbeeld van een erg bittere stof, maar nog veel meer stoffen smaken bitter, bijvoorbeeld cafeïne (in koffie en thee), theobromine (in chocolade) en sommige kleine peptiden (splitsingsproducten van eiwitten). Overigens is gebleken dat er meerdere enigszins verschillende receptoren zijn, zowel voor 'zoet' als voor 'bitter'. Dat is een van de factoren die bepalen dat verschillende zoetstoffen toch een wat verschillende smaak geven; net zo iets geldt voor bitter.

Bij het waarnemen van zoute en zure smaken spelen ionen (atomen of moleculen die elektrisch geladen zijn) een rol. Keukenzout (NaCl) geeft een zoute smaak maar het is eigenlijk het ion Na^+ dat de smaak veroorzaakt. Allerlei andere zouten geven ook een zoute smaak, maar de meeste ook een wat bittere (en een enkele ook een zoetige). Het komt trouwens veel voor dat een stof meer dan één soort receptor stimuleert en dus een soort mengsmaak veroorzaakt. Het is nog niet precies duidelijk hoe de zure smaak wordt opgewekt. Het betreft wel ionen, met name H^+, maar de smaakintensiteit correleert slecht met de chemisch bepaalde pH.

Er zijn nog enkele andere smaakgewaarwordingen die in de mond veroorzaakt worden. Japanse onderzoekers spreken van een vijfde smaak, genoemd 'umami', die vooral wordt veroorzaakt door het uit eiwit afkomstige glutaminezuur (vaak toegevoegd als Na-glutamaat); anderen noemen dit een smaakversterker. Keukenzout versterkt ook allerlei smaken. Verder zijn er 'smaakloze' stoffen die toch de smaak beïnvloeden; een goed voorbeeld is koolzuurgas (in champagne en allerlei frisdranken). Dan zijn er stoffen die een 'koele' of een 'hete' sensatie geven (zonder de temperatuur te veranderen), zoals pepermunt, respectievelijk rode peper; bij de 'hete' gewaarwording, die ook wel scherp wordt genoemd, spelen ook pijnzenuwen een rol. Nog andere stoffen geven een onaangename sensatie die 'adstringerend' wordt genoemd: er zit een bittere component in, maar het voornaamste is toch dat de huid in de mond lijkt samen te trekken en ruw aanvoelt. Sommige looistoffen, zoals de tannines uit thee kunnen enigszins adstringerend werken. Allerlei onrijpe vruchten zijn sterk adstringerend.

Geur wordt waargenomen in de neus, of beter gezegd: de receptoren voor geurstoffen bevinden zich in de neus. Die receptoren kunnen duizenden verschillende stoffen waarnemen (zelfs te veel om alleen maar groepen daarvan te noemen) en heel veel geuren herkennen. Het is nog niet helemaal duidelijk hoe dat werkt. Wil je iets kunnen ruiken dan moeten de betreffende stoffen natuurlijk vluchtig zijn, wat onder meer inhoudt dat ze uit betrekkelijk kleine moleculen bestaan. Als je iets eet waar geurstoffen inzitten – en dat is bijna altijd het geval – neem je ook die geurstoffen waar; die bereiken de neus dan via de keel. Maar je kunt in wat je proeft niet merken dat een deel van je gewaarwordingen niet uit de mond komt. De hersenen integreren de verschillende smaak- en geurprikkels tot één geheel; dit geheel is wat je proeft en wat mensen in het algemeen 'smaak' noemen. (Merk op dat we het woord 'smaak' dus voor twee verschillende verschijnselen gebruiken.) Wel kun je de geur (of het aroma) van een levensmiddel – bijvoorbeeld van wijn of gekookte spruitjes – zoals je die waarneemt zonder dat je een slok of hap neemt, vrij goed herkennen in wat je proeft.

De gevoeligheid voor geur en smaak hangt sterk af van de aard van de stof die de waarneming veroorzaakt. De drempelwaarden van stoffen in oplossing lopen uiteen van ongeveer 1000 tot 1/10.000 mg per kg, dat is dus met een factor 10 miljoen; bovendien zijn er heel wat stoffen die je helemaal niet proeft. De laagste drempelwaarden slaan in het algemeen op geurstoffen. Bovendien verschillen mensen heel sterk in gevoeligheid. De drempelwaarde van kinine, en ook de smaakintensiteit ervan, varieert met ruim een factor 10 tussen mensen, maar voor sommige reukstoffen wel met een factor tienduizend. Zulke verschillen hebben natuurlijk een grote invloed op wat iemand lekker vindt. Vooral voor geurstoffen is het zo dat je ze in een relatief lage concentratie (dus niet veel hoger dan je eigen drempelwaarde) aangenaam vindt ruiken en proeven, maar in een veel hogere concentratie uitgesproken vies.

De drempelwaarde voor een bepaalde reuk- of smaakstof kan bovendien sterk afhangen van de aard van het materiaal waarin die stof zich bevindt. Bijvoorbeeld: de gemiddelde drempelwaarde van een groep proefpersonen voor de geurstof ethylmethylketon bedroeg in een waterige oplossing 3, in olie 20 en in melk 80 mg per kg. Als de geurstof in olie aanwezig is zal ten minste een deel ervan in het waterige speeksel moeten oplossen voor het de lucht in de neus kan bereiken, en de betreffende stof is beter in olie oplosbaar dan in water; dit verklaart waarschijnlijk het bovengenoemde verschil in drempelwaarde. De verlaging van de gevoeligheid in melk zal voor het grootste deel toe te schrijven zijn aan *binding* van de stof aan de eiwitten in melk. In het algemeen binden eiwitten veel geurstoffen en het is een bekend verschijnsel dat een bepaald 'aroma' (dat wil zeggen een geconcentreerde oplossing van een aantal geurstoffen) dat als smaakversterker aan een levensmiddel wordt toegevoegd, nauwelijks effect heeft als dat product veel eiwit bevat. En als je er dan meer aroma aan toevoegt wordt de smaak meestal heel anders, want de verschillende geurstoffen binden verschillend sterk aan eiwit.

Een ander verschijnsel is *maskering* van smaken. Dat heeft weinig uit te staan met de chemie van de stoffen en veel met de verwerking van prikkels in de hersenen. Maskering is vooral bekend voor echte smaakgewaarwording. Zoete stoffen maskeren bittere en zure smaken en ook zoute enigszins, en vice versa. Maar ook een geurstof die in hoge concentratie aanwezig is kan andere, subtielere smaken sterk maskeren. En als je teveel rode peper in je mond hebt proef je verder niets meer.

Eetkwaliteit

Of je een levensmiddel of een gerecht lekker vindt, of algemener gezegd aantrekkelijk, hangt natuurlijk af van de smaak- en geurstoffen die het bevat, maar ook van nog heel wat andere factoren. Het begint er mee dat je het product ziet en meestal ook ruikt. Bovendien kun je sommige levensmiddelen in de hand nemen en er bijvoorbeeld in knijpen. Deze gewaarwordingen leiden al tot een *verwachting*: je denkt bijvoorbeeld 'ha, dit zal lekker zijn' of 'dit lijkt me niks'. Daarna breng je het in je mond en dan vinden allerlei verschillende waarnemingen plaats, die elk veranderen gedurende de tijd dat het eten in de mond is.

Een belangrijke eigenschap is het *mondgevoel*. Dat neem je waar door stukbijten, fijnkauwen, platdrukken tussen tong en verhemelte, en doorslikken. Je gebruikt daarbij vooral tastzin en spierzin en je neemt zulke dingen waar als taaivloeibaarheid en soms slijmerigheid bij vloeistoffen; hardheid, stevigheid en elasticiteit bij vaste stoffen; korreligheid of, meer algemeen, inhomogeniteit; enz. Veel van die gewaarwordingen worden ook beïnvloed door menging met speeksel.

Het *gehoor* is essentieel bij het waarnemen van 'knapperigheid', bijvoorbeeld van biscuit of van een rauwe peen. Verder neem je de *temperatuur* van het voedsel waar. Bovendien kan iets koud aanvoelen doordat vaste bestanddelen in de mond smelten, waar warmte voor nodig is. Het bekendste voorbeeld zijn de ijskristallen in consumptie-ijs, maar ook het smelten van vetkristallen in chocolade of boter geeft een koele sensatie. Door het smelten van die kristallen verandert natuurlijk ook het mondgevoel. En zo zijn er nog wel meer waarnemingen die berusten op prikkeling van sensoren in de mond, zoals het genoemde adstringerende gevoel.

De waarneming van de *smaak* hangt van heel wat factoren af. Allereerst moeten de geur- en smaakstoffen de receptoren in de neus en op de tong bereiken. De vraag is: hoeveel en wanneer? Om te beginnen moeten die stoffen vrijkomen uit het eten in de mond. Het zal dus even duren voordat de waarneming begint. Daarna neemt de intensiteit ervan toe en vervolgens weer af. Hoe intensief de smaak wordt hangt af van de concentratie van de stof in het levensmiddel, maar ook van de verdere samenstelling en de structuur ervan. Stoffen kunnen gebonden worden, bijvoorbeeld door eiwit, en hun oplosbaarheid in speeksel kan verschillen. Verder hangt de gewaarwording af van de manier en de intensiteit van kauwen; van de tijd die het duurt voor je de hap of de slok doorslikt; en van de hoeveelheid speeksel die tijdens het kauwen wordt afgescheiden. Deze effecten zullen in het algemeen verschillen voor verschillende smaak- en geurstoffen, vandaar dat de smaak ook verandert gedurende het verwerken van een hap; men spreekt niet voor niets van de 'nasmaak' van wijn of kaas.

Bovendien hangt de smaakintensiteit van andere dingen af, onder meer van de temperatuur: je proeft minder als het eten erg koud is maar ook als het erg heet is. En aangezien de ene smaak de andere kan maskeren, hangt bijvoorbeeld de zoetheid van een vloeistof ook af van de hoeveelheid bittere stoffen die aanwezig is.

Een belangrijke rol speelt de al genoemde *adaptatie*. Dit is het gemakkelijkst te bestuderen voor een enkele geurstof. Je blaast langzaam lucht via een slangetje door de neus van een proefpersoon. Dan zet je een kraan om, zodat er lucht met een vaste concentratie van een geurstof door de neus stroomt. De waarnemer moet nu, bijvoorbeeld door meer of minder aan een knop te draaien, weergeven hoe de intensiteit van de geurwaarneming verandert; dit wordt geregistreerd. Een voorbeeld staat in Figuur 9.1. De intensiteit neemt toe en als je de kraan weer omdraait zodat er geen geurstof meer langs komt neemt de intensiteit natuurlijk weer af. Maar ook als je een constante concentratie geurstof blijft aanbieden, neemt de intensiteit af, zij het veel langzamer, tot nul. Deze adaptatie vindt ook plaats bij de receptoren in de mond.

De intensiteit van een bepaalde smaak is dan ook hoger als de lokale concentratie van geur- en smaakstoffen gedurende het verwerken van een hap varieert; ook is variatie van de smaak op zich een prettige gewaarwording. Dat kun je bereiken door *compartimentering* van die stoffen. Dat doet de kok als hij een salade maakt met verschillende groenten en andere bestanddelen. De eter doet jam of kaas op de boterham. En de banketbakker verdeelt een taart door middel van vetlaagjes in compartimenten met een verschillende samenstelling. Een probleem is dat die lokale verschillen in de concentratie van smaakstoffen in kortere of langere tijd teniet gedaan worden doordat die stoffen door het product trekken (diffunderen) zodat de concentratieverschillen kleiner worden. Vandaar dat je een aangemaakte salade niet een poos moet laten staan. En een laagje boter tussen brood en jam geeft ook een betere smaak, want jam trekt snel in het brood en niet in boter.

Het bovenstaande is al ingewikkeld genoeg, maar het verklaart nog steeds niet alles. Men heeft lang gedacht dat je de smaakintensiteit geheel toe kan schrijven aan de lokale concentratie – dat is vlak bij de betreffende receptoren – van smaak- of geurstoffen, maar dat is zeker niet altijd waar. Bijvoorbeeld: je geeft een proefpersoon een smaakloos eetbaar product, bijvoorbeeld een polysacharidegel, waaraan

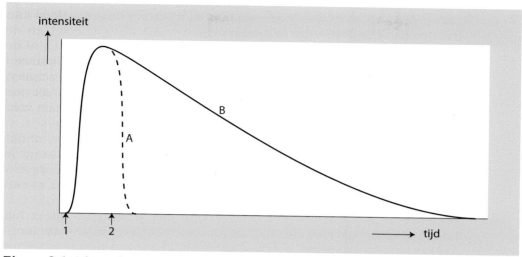

Figuur 9.1 *Adaptatie. De subjectief waargenomen intensiteit van een geurstof die met een luchtstroom in de neus wordt gebracht. Op tijdstip 1 wordt geurstof aan de lucht toegevoegd, op tijdstip 2 stopt de toevoeging weer, waardoor de intensiteit snel afneemt: curve A. Curve B wordt waargenomen als de concentratie aan geurstof in de neus constant blijft. Schematisch voorbeeld.*

één bepaalde geurstof is toegevoegd, en je meet tijdens het eten de concentratie van die geurstof in de neus. De proefpersoon moet nu de smaakintensiteit van de stof aangeven. Het blijkt dan dat bij gelijke concentratie in de neus, maar bij verschillende stevigheid van het gel, duidelijke verschillen in intensiteit worden waargenomen: hoe steviger hoe minder smaak. Dat kun je ook zelf opmerken: als je een pudding maakt met teveel gelatine, is de smaak duidelijk minder.

Ook is bekend dat mensen, na training, goed in staat zijn verschillende smaakcomponenten te onderscheiden; maar ze kunnen in het algemeen niet zeggen wat nu de componenten zijn die het eten lekker maken. Onze hersenen integreren kennelijk allerlei signalen en bepalen daarmee, zonder dat we ons dat bewust zijn, wat de doorslag geeft. Zo is het nog steeds niet helemaal duidelijk wat sommige sensorische eigenschappen van een product bepaalt. Zo heeft de karakteristiek 'romig', bijvoorbeeld van een saus, waarschijnlijk wat te maken met smaakstoffen, met de aanwezigheid van vet en met de aanwezigheid van veel kleine, afgeronde deeltjes (enkele micrometers groot), maar dat is nog niet alles. Ook is het nog niet goed bekend wat voor veel mensen – maar niet voor iedereen – de aanwezigheid van vet in een levensmiddel zo aantrekkelijk maakt. Vet bevat smaakstoffen en andere smaak- en geurstoffen lossen gedeeltelijk op in vet en veranderen daardoor de smaakbalans, maar het lijkt er op dat vet ook een soort smerende werking in de mond veroorzaakt die de eter op een of andere wijze kan waarnemen.

Een ander aspect is dat van gewenning en verveling. Bepaalde levensmiddelen kun je dag in dag uit eten, zonder dat het verveelt. Andere vind je lekker als je ze voor het eerst proeft, maar de waardering ervoor neemt snel af als je ze geregeld eet. Anderzijds zijn er ook producten waar je aan moet wennen: eerst smaakt het niet zo goed, maar na herhaald gebruik ga je het steeds meer waarderen. Een ander ervaringsfeit is dat een gerecht dat heel goed smaakt bijna altijd een heleboel verschillende smaak- en geurstoffen bevat en dat bovendien de structuur en de consistentie – dus het mondgevoel – daarbij van belang zijn; de balans tussen de verschillende bestanddelen en de manier van bereiden komen daarbij nogal precies. Echte delicatessen maken vraagt nog steeds veel proberen en liefst een kok met veel ervaring. Het probleem is natuurlijk dat mensen sterk verschillen in hun voorkeuren. Bovendien veranderen voorkeuren met de leeftijd. Kleine kinderen hebben een sterkere voorkeur voor 'zoet' dan de meeste volwassenen. Veel oude mensen hebben een deel van hun smaakvermogen verloren. Verder hebben veel mensen een uitgesproken aversie tegen bepaald eten, bijvoorbeeld tegen kaas, of tomaten, of vis.

De levensmiddelenindustrie maakt overwegend samengestelde producten. Om te zorgen dat de consument de smaak waardeert wordt meestal gebruik gemaakt van 'smaakpanels', dat zijn groepen van proefpersonen die goed kunnen proeven. Die zet men dan levensmiddelen voor die verschillen in de gehalten van bepaalde geur- en smaakstoffen of in andere eigenschappen; hun wordt gevraagd waar hun voorkeur naar uitgaat. De in de vorige alinea genoemde problemen spelen hier natuurlijk ook. Als het bijvoorbeeld toetjes of frisdranken betreft, vinden de meeste proefpersonen de zoetste doorgaans het lekkerst. Hoewel sommige fabrikanten dan het product toch maar wat minder zoet maken, heeft het gedurende de laatste decennia toch geleid tot een duidelijke 'verzoeting' van levensmiddelen. Allerlei broodsoorten, vleeswaren en hartige sauzen bevatten nu suiker, terwijl daar vroeger nooit suiker aan werd toegevoegd.

Zo verandert er natuurlijk nog veel meer in de smaakvoorkeuren, vooral ook doordat we steeds weer nieuwe soorten voedsel leren kennen.

10 BEDERF EN VERLIEZEN

Voedsel bestaat vrijwel uitsluitend uit biogene materie, dat wil zeggen stoffen die door levende organismen zijn voortgebracht. Deze stoffen zijn nooit in evenwicht met hun omgeving. Ze ondergaan spontane chemische reacties. Zolang een organisme levend is kan het blijven bestaan doordat het met behulp van energie en nutriënten zijn samenstelling constant kan houden. Maar als het sterft zetten allerlei veranderingen in. Als evenwicht wordt bereikt met de omgeving – waarin zuurstof (O_2) aanwezig is – blijven uiteindelijk water (H_2O), koolzuurgas (CO_2), een beetje as en nog wat eenvoudige moleculen over. Ook alle levensmiddelen zullen veranderen, wat in de praktijk vaak bederven betekent. Dat gaat doorgaans in heel veel verschillende reactiestappen, wat betekent dat de samenstelling voortdurend verandert.

Overigens is niet alle verandering ongewenst. Levensmiddelen zoals wijn, cognac, kaas, sommige soorten worst, gekaakte haring en allerlei sojaproducten moeten 'rijpen', gedurende perioden die variëren van een dag tot jaren, om 'op smaak' te komen. Bewaar je ze daarna nog langer, dan gaat de rijping langzamerhand over in bederf.

Wat is bederf?

Bederf kun je definiëren als *vermindering van kwaliteit*. Je kunt bederf van een levensmiddel bijvoorbeeld waarnemen aan veranderingen in kleur, geur, smaak, consistentie of aan ontmenging. Dit zijn allemaal subjectieve oordelen: de een zal een bepaalde vermindering nauwelijks van belang vinden, voor een ander is ze onaanvaardbaar. Andere veranderingen zijn niet zomaar waarneembaar, zoals achteruitgang in voedingswaarde. Als je aardappels bewaart, kan het gehalte aan vitamine C sterk verminderen, wel met 80%, maar dat zie je niet. Je merkt wel dat de aardappels wat rimpelig worden en minder goed smaken, maar dat zijn min of meer toevallige correlaties.

Fabrikanten moeten op vrijwel alle verpakte levensmiddelen (behalve wijn, likeur, sterke drank e.d.) een datum vermelden, meestal met de aanduiding "Ten minste houdbaar tot", en dan volgt een datum die – al naar de aard van het levensmiddel – tussen enkele dagen en enkele jaren na de bereidingsdatum kan liggen. Veel consumenten denken dat het product na die datum oneetbaar is en dus weggegooid moet worden. Dat is in het algemeen niet nodig. In Groot Brittannië staat op de verpakking: "Best before...", wat beter aangeeft wat bedoeld wordt, namelijk: 'na die datum kunnen we niet garanderen dat het product nog aan al onze kwaliteitscriteria voldoet'. De consument kan zelf bepalen of hij het nog wil gebruiken of niet. Bij sommige (ongesteriliseerde) verpakte producten, vooral vlees, vleeswaren en visproducten moet een andere aanduiding staan, namelijk "Te gebruiken tot en met...". Dit zijn bederfelijke producten waarin soms pathogene micro-organismen kunnen groeien. Om er zeker van te zijn dat je er niet ziek van wordt moet je het dus na die datum niet meer opeten. Ook onverpakte vis- of vleesproducten die tijdens bewaren een duidelijk afwijkende smaak hebben gekregen kun je beter weggooien.

Bederf van grondstoffen en voedsel was vroeger een heel belangrijk probleem, omdat het tot aanzienlijke verliezen leidde. Het was vooral van belang om de oogst te bewaren tot de volgende kwam en voor veel producten lukte dat onvoldoende. Toen was het voedingspatroon dan ook sterk aan het seizoen gebonden; dit betrof vooral vruchten, veel groenten, vis en ook weke kaassoorten. Onderdehand hebben we het bederf voor een groot deel onder de knie gekregen, althans in de westerse wereld (zie het volgende hoofdstuk). Het gaat er nu veel meer om dat de consument maar één maal per week voedsel hoeft te kopen, wat dus inhoudt dat het minstens een week – meestal in de koelkast – goed moet blijven.

Oorzaken van bederf

In de eerste plaats komen allerlei *spontane chemische reacties* voor in levensmiddelen, al zullen de meeste daarvan erg langzaam verlopen. Maillardering is een goed voorbeeld en zoals eerder vermeld, leidt deze tot bruinkleuring en tot vorming van smaakstoffen; de resulterende smaakverandering is soms ongewenst. In aanwezigheid van zuurstof kunnen allerlei oxidaties optreden, bijvoorbeeld van lipiden, wat aanleiding geeft tot een ranzige smaak; of van de vitaminen A, B1, C en foliumzuur, waardoor de voedingswaarde vermindert. Onder de invloed van licht wordt bijvoorbeeld riboflavine (vitamine B2) ontleed, en worden sommige oxidatiereacties versneld. Dit zijn slechts enkele voorbeelden. Vooral onder extreme omstandigheden, zoals een hoge temperatuur, worden nog veel meer reacties merkbaar.

Verscheidene levensmiddelen bevatten *enzymen,* die – zoals vermeld In Hoofdstuk 4, onder Enzymen – bepaalde chemische reacties katalyseren. Dit betreft onder meer een grote groep van *hydrolasen*; die veroorzaken bijvoorbeeld de splitsing van polysachariden (waaronder zetmeel), eiwitten, en lipiden. Bij het splitsen van zetmeel kunnen suikers worden gevormd, waardoor het product een zoete smaak krijgt. Splitsing van eiwitten speelt vaak een rol bij rijpingsprocessen, maar kan ook aanleiding geven tot een bittere smaak; verdere afbraak van de splitsingsproducten – al of niet door enzymen gekatalyseerd – geeft een heel scala van stoffen, die vaak een 'bedorven' smaak geven. Splitsing van lipiden kan een zepig-ranze smaak veroorzaken. Een andere groep enzymen, de *oxidasen*, omvat polyfenoloxidasen, die betrokken zijn bij enzymatische bruinkleuring; en lipoxygenasen, die lipiden oxideren, beide in plantaardige producten. In Hoofdstuk 4 werd al besproken dat sommige enzymen opgesloten zitten in celorganellen, waaruit ze pas vrijkomen na beschadiging van de cel. Overigens spelen enzymen ook een grote rol bij de rijping van vruchten, zowel voor als na de oogst, maar bij lang bewaren kan dit weer tot bederf leiden.

Meestal vormen *bacteriën* (zie Hoofdstuk 6, onder Bacteriën) de belangrijkste groep veroorzakers van bederf. In vrijwel elk ongedroogd levensmiddel kunnen wel enkele soorten groeien en daardoor bederf veroorzaken. Dat bederf is vrijwel altijd toe te schrijven aan chemische reacties, gekatalyseerd door de enzymen die de betreffende bacterie maakt. Het kan heel snel gaan, want een bacterie kan zich heel snel vermenigvuldigen. Het aantal bacteriën moet minstens 10 miljoen per cm^3 zijn wil je een afwijking, meestal in geur of smaak of gasvorming, kunnen waarnemen; een heldere vloeistof wordt dan enigszins troebel. Bacteriewerking kan tot een grote verscheidenheid aan afwijkingen leiden, in geur, smaak, consistentie of kleur, te veel om op te noemen.

Levende materie is in het algemeen inwendig steriel, maar door besmetting tijdens of na de 'oogst' bevatten (de grondstoffen voor) levensmiddelen dan altijd bacteriën, meestal heel veel verschillende. De samenstelling van het product en de temperatuur bepalen nu welke bacteriën het hardste kunnen groeien en die gaan altijd overheersen. Bijvoorbeeld: als er suiker aanwezig is zijn dat meestal melkzuurbacteriën en die maken het product dan zo zuur dat andere bacteriën er niet meer in kunnen groeien. Dat betekent ook dat het meestal geen pathogene organismen zijn die zich sterk kunnen vermenigvuldigen. Maar als je maatregelen neemt om bacteriën te doden en te weren – bijvoorbeeld door verhitting en hermetisch verpakken – dan wordt de situatie anders. Als er dan 'per ongeluk' toch een bacterie in een afgesloten levensmiddel terecht komt, bijvoorbeeld in een blik doperwten of in een fles koffiemelk, dan hangt het van toeval af of dat een onschuldige, een bederf veroorzakende of een pathogene is. Als zo'n pathogeen organisme dan ook nog kan groeien, wordt het product echt onveilig. Dit betekent dat er bij de bereiding en verpakking van levensmiddelen heel scherp op de hygiëne moet worden gelet en gecontroleerd.

Gisten en schimmels behoren tot de fungi en zijn dan ook geen eencelligen. De meeste *gisten* kunnen doorgaans wel als eencellige functioneren, maar ze zijn nogal wat groter dan bacteriën en ze vermeerderen zich minder snel. Ze hebben in het algemeen suiker nodig en maken daar vooral alcohol en koolzuurgas uit; ze kunnen vooral vruchten bederven, ook als die nog aan de boom of de struik zitten. De meeste gisten kunnen nog bij een lage pH (dat wil zeggen een hoge zuurgraad) groeien, als melkzuurbacteriën het al af laten weten. Ze kunnen dus bederf veroorzaken. *Schimmels* zijn altijd meercellig en bijna allemaal aëroob. Ze groeien dan ook vrijwel steeds op de buitenkant van een levensmiddel en zijn daar duidelijk te zien. Ze vermenigvuldigen zich door middel van sporen die zich heel gemakkelijk verspreiden; vandaar dat ze lastig zijn uit te roeien. Veel schimmels kunnen toxinen vormen, maar doorgaans is de toxische dosis nogal hoog, wat betekent dat een geringe besmetting ongevaarlijk is. Door schimmelkolonies op brood, kaas enz., royaal weg te snijden kun je de rest van het product veilig eten en merk je ook niets van smaakbederf. Schimmels kunnen wel sommige vruchten en knollen die wat lucht bevatten, bijvoorbeeld appels en aardappels, helemaal bederven.

Verder kunnen ook allerlei *fysische veranderingen* voorkomen. In het vorige hoofdstuk hebben we al gesproken over de diffusie van smaakstoffen door een gecompartimenteerd levensmiddel, waardoor de smaak nogal achteruitgaat. Brood in een plastic zak krijgt een zachte korst doordat water uit het binnenste naar de veel drogere korst diffundeert; het brood verliest daardoor het aantrekkelijke contrast tussen de knapperige korst en het zachte kruim. Het oudbakken worden van brood wordt vooral veroorzaakt door een gedeeltelijke kristallisatie van het verstijfselde zetmeel. Een verandering van de kristallisatie van het vet in chocolade kan leiden tot een witte uitslag; veel consumenten menen dan dat de chocola beschimmeld is. In vloeistoffen met kleine deeltjes kunnen deze gaan uitzakken of, als het oliedruppeltjes betreft, opromen; dat leidt dus tot ontmenging. Allerlei soorten mousse en 'toppings' hebben sterk de neiging tot inzakken of tot vergroving van de gasbellen.

Dan zijn er allerlei chemische of enzymatische reacties die tot fysische veranderingen leiden. Als een vloeistof die veel eiwit bevat, zoals melk, gaat verzuren door bacteriegroei, is er grote kans dat een gel wordt gevormd. En als je met opzet een gel hebt gemaakt, zoals in Bulgaarse yoghurt, dan kan verdere verzuring resulteren in krimpen van dat gel onder uitstoting van vocht (wei). In ongepasteuriseerd sinaasappelsap verandert een enzym de in het sap aanwezige pectine zodanig dat deze gaat uitvlokken en vervolgens uitzakken. Een met zetmeel gebonden vloeistof zal veel dunner worden door enzymatische hydrolyse van het zetmeel.

Factoren van invloed op de snelheid van bederf

De snelheid waarmee een levensmiddel kan bederven hangt natuurlijk in de eerste plaats af van de concentratie van de stoffen of de organismen die het bederf veroorzaken: hoe meer, hoe sneller. Maar er zijn nog veel meer factoren die de snelheid beïnvloeden.

De *temperatuur* heeft een erg grote invloed. Vrijwel alle chemische reacties verlopen sneller bij een hogere temperatuur, maar de mate waarin is nogal verschillend. Als de temperatuur echt hoog wordt, bijvoorbeeld boven 100°C, zie je talloze reacties optreden die je bij kamertemperatuur eigenlijk niet merkt. Dat leidt veelal tot snel bederf, vooral smaakbederf. Ook enzymatische reacties zijn sneller bij een hogere temperatuur, maar binnen een bepaald traject; daarboven neemt de snelheid sterk af, zoals weergegeven in Figuur 10.1. Dit gebeurt doordat het enzym dan niet meer actief is. (Een enzym is een globulair eiwit dat bij hoge temperatuur deels ontvouwt.) Voor bacteriën en andere micro-organismen geldt iets soortgelijks: die hebben een minimum- en een maximumtemperatuur voor groei. Bij hoge temperatuur hebben we dus alleen met chemische reacties te maken en eventueel met fysische. De laatste zijn vaak niet erg sterk afhankelijk van temperatuur.

Het bovenstaande is maar heel globaal: er komen allerlei uitzonderingen voor. Een voorbeeld is dat aardappels en sommige groenten bij bewaring in de kou zoet worden, en niet bij hogere temperatuur. De verklaring is dat er twee reacties optreden: hydrolyse van zetmeel waardoor een suiker (maltose) wordt gevormd, en een soort ademhaling, waarbij die suiker wordt geoxideerd. Beide reacties gaan langzamer bij

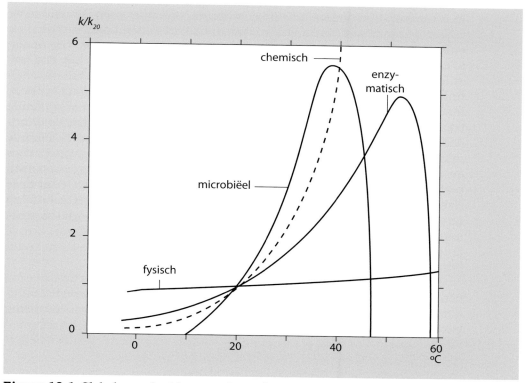

Figuur 10.1 *Globale voorbeelden van de snelheid (k) van veranderingen van verschillende aard ten opzichte van hun snelheid bij 20°C (k_{20}) als functie van de temperatuur.*

een lage temperatuur, maar de tweede het meest, zodat er vrije suiker overblijft. Oxidatie van lipiden in verse melk kan ook sneller gaan bij lage temperatuur, omdat een melkenzym dat die oxidatie remt dan nauwelijks meer actief is.

Uit het bovenstaande blijkt al dat de *samenstelling* van het product, in het bijzonder de concentratie van stoffen die een reactie bevorderen of juist tegengaan, een grote invloed kan hebben. Een hoog zoutgehalte remt bijvoorbeeld allerlei enzymen en micro-organismen. Een hoog gehalte aan zuurstof (O_2) bevordert oxidaties, maar remt sommige bacteriën.

Een bijzonder geval van het bovenstaande is de *zuurtegraad*, meestal uitgedrukt in de pH. De pH heeft vooral invloed op de opvouwing en de oplosbaarheid van eiwitten en daardoor op de activiteit van enzymen en de groei van microben. Elke bacterie heeft een minimale en een maximale pH voor groei, bijvoorbeeld pH = 4,5 en 8, respectievelijk. Veel zure producten zijn dan ook relatief stabiel tegen bederf.

Een heel belangrijke factor is het *watergehalte*, al is de relatie tussen bederf en watergehalte erg variabel. Als het erg laag is, zeg lager dan 5%, is het product bijna altijd heel stabiel. Vrijwel alle reacties vinden plaats in water en als er nauwelijks meer water is, dan is er geen diffusie meer van reagerende stoffen, of van stoffen die de microben nodig hebben. De enige belangrijke uitzondering is oxidatie: daar is geen water voor nodig, alleen maar zuurstof, en het O_2 molecuul is zo klein dat het nog wel enigszins kan diffunderen in een droog materiaal. Naarmate het watergehalte hoger is kunnen meer of snellere veranderingen plaats vinden, maar dat hangt sterk af van welke stoffen dan nog in hoge concentratie aanwezig zijn. Suikers, zouten, alcohol en nog allerlei andere bestanddelen remmen microben in hoge concentraties, maar verschillende microben bij verschillende concentraties. Iets soortgelijks geldt voor enzymen. En als je aan een vloeibaar product zoals melk water onttrekt, verhoog je zowel de concentratie aan reagerende stoffen en eventuele katalysatoren (sneller bederf), als die van remmers van reacties of van de diffusiesnelheid (langzamer bederf). Maar heel droge producten zoals macaroni, toast, noten, chocolade, melkpoeder of aardappelmeel kun je lang bij kamertemperatuur bewaren, mits afgesloten van de lucht zodat het product geen water op kan nemen.

Ten slotte noemen we de *structuur*, waarbij vooral compartimentering een rol speelt: die kan vertragen of zelfs voorkómen dat reactieve bestanddelen, enzymen en microben de stoffen waarop ze kunnen inwerken bereiken.

Verliezen

Heel vroeger, bijvoorbeeld duizend jaar geleden, ging relatief erg veel voedsel verloren. Bij de oogst kon er al veel mis gaan: verregenen, wegwaaien, vraat door insecten of muizen, enz. Ook bij het bewaren van de oogst ging er veel verloren: door vraat of beschimmeling, en ook door uitdroging of gewoon ademhaling van knollen en harde vruchten, bijvoorbeeld aardappels en appels. De toen gebruikte conserverings-methoden, zoals drogen en inzouten, gaven bovendien nogal wat verlies aan voedingswaarde. Tegenwoordig zijn al deze verliezen veel kleiner, maar daar staan weer andere tegenover.

Het is overigens erg moeilijk om de omvang van de verliezen vast te stellen. Wegdoen van onbruikbaar geworden voedsel gebeurt op zoveel plaatsen en op zoveel tijdstippen, dat dit vrijwel onmogelijk is na te gaan. Bovendien is het vaak onduidelijk wanneer men van verlies spreekt. Je kunt bijvoorbeeld geen botten of perzikpitten eten, en bij het toebereiden van groenten valt er veel af dat oneetbaar geacht wordt. Verder werd en wordt er veel voor mensen ongeschikt voedsel in een of andere vorm aan vee opgevoerd. Overigens is het tegenwoordig verboden om etens-resten, bijvoorbeeld afkomstig van de horeca, aan landbouwhuisdieren te voeren (om verspreiding van veeziekten tegen te gaan).

We bespreken nu de voornaamste factoren die verlies veroorzaken in verschillende stadia, maar de betreffende getallen zijn niet meer dan ruwe schattingen. Die stadia zijn:

- *Primaire productie.* De verliezen variëren van vrijwel nul, bijvoorbeeld voor melk, tot zo'n 70% bij schelp- en schaaldieren en de meeste vis; veel visafval wordt tot vismeel verwerkt en gebruikt als veevoer, bijvoorbeeld in de zalmkwekerij. In de tuinbouw gaat bijvoorbeeld 15% verloren, en ook hiervan wordt het grootste deel veevoer. Pinda's, zonnebloempitten en andere oliehoudende zaden worden uitgeperst om olie te verkrijgen voor de bereiding van margarine en andere producten. De overblijvende perskoek is weer veevoer. In andere gevallen is het afval niet bruikbaar voor andere doelen, behalve dan als brandstof. Dit alles zou er op neer komen dat van de totale primaire productie in ons land zo'n 10% echt verloren gaat en dat ongeveer even veel aan voedsel producerende dieren ten goede komt.
- *Fabricage* van levensmiddelen; hierbij hoort ook de groothandel in en de bewaring van onbewerkte producten zoals groenten, fruit en eieren. Al naar het type levensmiddel schat men de verliezen op 0 tot 10%. In de moderne fabriek worden meestal rigoureuze maatregelen genomen om directe verliezen en fabricagefouten te vermijden, want dat bespaart kosten.
- *Detailhandel,* dat is voor het overgrote deel de supermarkt. De verliezen worden geschat op 2 tot 5%. Tegenwoordig betreft het

overwegend verpakte producten waarvan de houdbaarheids- of de gebruiksdatum is overschreden.

- *Huishoudens, restaurants* en dergelijke. Zogenaamd onvermijdbaar afval, dus botten, schillen, stronken enz., schatten we op zo'n 20%; het lijkt gedurig af te nemen, vermoedelijk omdat steeds meer voorverpakte en voorbewerkte levensmiddelen worden gekocht. Vermijdbaar afval is onder meer toebereid voedsel dat niet opgegeten wordt: je hebt teveel op je bord gekregen. Dit komt vooral in restaurants voor. Verder betreft het bedorven voedsel: het is te lang of verkeerd bewaard. Vaak is het een product waarvan de houdbaarheidsdatum is overschreden. Vermijdbaar afval is ongeveer 10% van het voedsel; het lijkt toe te nemen.

Al met al zou in ons land ongeveer een derde van het primaire voedsel onvermijdbaar afval worden; een flink deel hiervan wordt veevoer. Vermijdbaar afval zou ongeveer een vijfde deel betreffen. Vooral dat laatste kan in principe veel kleiner worden.

11 CONSERVERING

Het primaire doel van conservering is het voorkómen, of eigenlijk het vertragen of uitstellen van bederf. Bovendien is het daarbij gewenst dat het conserveren zelf niet tot kwaliteitsverlies leidt. De consument wil voor de meeste levensmiddelen liefst dat het geconserveerde product net zo smaakt en er net zo uitziet als het verse. Zo'n product wordt dan ook 'vers' genoemd. Bijvoorbeeld: verse (volle) melk zoals die in de winkel staat is wel verhit, op vetgehalte gestandaardiseerd, gehomogeniseerd (om opromen tegen te gaan), en verpakt, maar de smaak wijkt inderdaad maar weinig af van verse melk. In het algemeen is de conservering van levensmiddelen er sinds een eeuw geleden sterk op vooruit gegaan. De houdbaarheid is meestal veel langer en de kwaliteit van het geconserveerde product is doorgaans stukken beter dan vroeger.

In veel gevallen gaat de conservering gelijk op met het zeker stellen van de veiligheid van het product. Dezelfde maatregelen die de veroorzakers van bederf uitsluiten of onwerkzaam maken, doen dat vaak ook met allerlei pathogene organismen en met sommige gevaarlijke stoffen.

Voortbouwend op het in Hoofdstuk 10 behandelde kan conservering in beginsel berusten op een van de volgende soorten maatregelen:
- Voorkómen van het aanwezig zijn van de veroorzakers van bederf. Volledig uitsluiten van de veroorzakers is lang niet altijd mogelijk.
- Verwijderen van de veroorzakers. In sommige gevallen kun je organismen verwijderen, maar zelden stoffen.
- Onwerkzaam maken van de veroorzakers. Je kunt bijvoorbeeld organismen dood maken en enzymen inactiveren, wat heel algemeen wordt toegepast. Maar het is zelden bruikbaar om chemische reacties te vermijden.
- De samenstelling van het product veranderen. Dit is meestal heel specifiek voor het betreffende levensmiddel en voor het type bederf. Een bezwaar kan zijn dat je dan een heel ander product krijgt.
- De bewaaromstandigheden zo kiezen dat het bederf sterk wordt vertraagd. Dit wordt bijna altijd gedaan met bederfelijke producten.

Vaak worden twee of meer maatregelen in combinatie toegepast.

We zullen nu de voornaamste conserveringsmethoden kort bespreken. Deze worden allemaal toegepast bij de fabricage van levensmiddelen, en verscheidene ook bij de primaire productie, tijdens transport en in de keuken. In het volgende hoofdstuk wordt wat meer verteld over de uitvoering van enkele van de hieronder genoemde processen.

Hygiëne

Dit betreft vooral het weren van micro-organismen. De belangrijkste maatregelen zijn rigoureus schoonmaken en desinfecteren van vaatwerk en apparatuur. Reinigen dient om resten van levensmiddelen te verwijderen, want daarin willen nu juist de microben die het levensmiddel kunnen bederven goed groeien, zodat de restjes het product heel makkelijk zullen besmetten. Reiniging wordt vaak gevolgd door desinfectie (ontsmetting), om overblijvende microben te doden. Desinfecteren vóór het schoonmaken heeft weinig zin, omdat de voedselresten het desinfectiemiddel, bijvoorbeeld chloorbleekloog, inactiveren. Het desinfectiemiddel moet vervolgens met schoon water worden verwijderd. In de fabriek wordt vaak vermeden dat personen met hun handen aan het product komen, maar dat is in andere situaties niet altijd mogelijk, zeker niet voor een kok. Heel goed wassen van de handen helpt dan wel, maar het lukt niet om besmetting volledig te voorkomen.

Besmetting met vuildeeltjes en met stoffen moet ook worden tegengegaan, zeker als de stof een desinfectiemiddel is. Een ander voorbeeld is besmetting met koper: uiterst kleine sporen daarvan kunnen oxidatie van lipiden in sommige levensmiddelen sterk bevorderen, met als gevolg de smaakafwijking rans.

Bewaaromstandigheden

Het ligt erg voor de hand om bederf van levensmiddelen te vertragen door ze *koel te bewaren.* In een koelkast hoort de temperatuur lager te zijn dan 7°C. In Figuur 10.1 kunnen we zien dat chemische en enzymatische reacties dan sterk vertraagd verlopen. De meeste bacteriën groeien dan helemaal niet meer, maar er zijn toch heel wat psychrotrofe (koudetolerante) organismen die dat nog wel kunnen, al is het langzaam. Bederf in de koelkast wordt dan ook meestal veroorzaakt door psychrotrofe bacteriën. Het is van belang om te zorgen dat de temperatuur echt lager is dan 7°C in de hele keten: fabriek, transport, supermarkt, thuis. Als je de temperatuur nog veel verder verlaagt, zoals in een vrieskist, dan verlopen de reacties nog veel minder snel, maar dat ligt niet alleen aan de temperatuur; zie de paragraaf over 'Drogen'.

Ook de *verpakking* kan veel invloed hebben op het bederf. Een hermetische verpakking voorkomt besmetting met microben en met stoffen. Verpakking kan ook voorkomen dat stoffen uit de lucht worden opgenomen: zuurstof kan tot oxidatie leiden en waterdamp tot bederf van droge producten. Sommige levensmiddelen zijn gevoelig voor bederf door foto-oxidatie; een verpakking die geen licht doorlaat voorkomt dit.

Verpakken in een beschermende atmosfeer, vaak *gasverpakken* genoemd, vindt meer en meer ingang. Zo worden aardappelchips en allerlei zoutjes nu meestal in stikstof verpakt: door de afwezigheid van zuurstof kan dan geen bederf optreden door oxidatie van lipiden. Dat kun je ook bereiken door verpakken onder vacuüm, zoals meestal gebeurt met gemalen koffie en vaak met gerookte vis. Een atmosfeer van andere samenstelling is nodig tegen bacterieel bederf van vers vlees, gekookte vleesproducten, visproducten, gesneden groenten, enz. De gassamenstelling wordt aangepast aan de aard van het product, maar is vaak ongeveer 25% koolzuurgas, 65% stikstof en 10% lucht. Het koolzuurgas voorkomt de groei van aërobe, bederf veroorzakende bacteriën en schimmels; een beetje zuurstof uit de lucht (2% op het geheel) is voldoende om groei van de strikt anaërobe pathogenen *Clostridium perfringens* en *C. botulinum* te voorkomen.

Drogen

Vroeger werden groenten, vlees, vis en sommige vruchten vaak geconserveerd door ze te drogen. Drogen gebeurde dan aan de lucht, soms bij een verhoogde temperatuur. Dit resulteerde meestal in een sterke vermindering van de eetkwaliteit, en het gebeurt dan ook niet veel meer; maar de ouderwetse stokvis (gedroogde kabeljauw) is nog steeds te koop. Drogen wordt nu meestal uitgevoerd onder gecontroleerde omstandigheden, bijvoorbeeld van in plakjes gesneden aardappels. Peulvruchten, die van nature al tamelijk droog zijn, kunnen aan de lucht worden gedroogd tot een watergehalte van zo'n 10% en blijven dan minstens een jaar goed.

Sproeidrogen. Veel vloeibare levensmiddelen kunnen worden gedroogd door ze fijn te versproeien in hete lucht. De kleine druppeltjes worden dan heel snel droog (binnen enkele seconden) zodat een poeder wordt gevormd. Dat poeder is lang houdbaar en na oplossen krijg je de oorspronkelijke vloeistof terug; vaak is er door drogen en bewaren maar heel weinig in het product veranderd. Voorbeelden zijn melkpoeder, poederkoffie (gedroogd koffie-extract), sauspoeders en gedroogde soep.

Een heel andere manier van water verwijderen is *bevriezen*. Bij gewoon drogen gaat water over in waterdamp, die dan afgevoerd wordt. Bij bevriezen gaat water over in ijs; dat blijft aanwezig, maar er kan niets meer in oplossen. Het niet bevroren deel is dus sterk geconcentreerd, hoe lager de temperatuur, hoe sterker. In een gemiddelde diepvrieskist blijft maar heel weinig vloeibaar water over in het product en dit is dus erg droog geworden. Bij die lage temperatuur is het meestal heel lang houdbaar. Vlees en vis vertonen vaak nog enige oxidatie van lipiden, wat op den duur (maanden) tot smaakafwijking kan leiden. Een ander probleem is dat veel levensmiddelen door bevriezen en ontdooien een sterke, soms onaanvaardbare verandering in structuur ondergaan, doordat groeiende ijskristallen grote krachten uit kunnen oefenen. Vlees en vis blijven acceptabel en allerlei groenten ook, mits het invriezen heel snel verloopt (wat goed lukt met doperwtjes, maar niet met grote stukken materiaal).

Verhitten

Verhitten is verreweg de meest toegepaste conserveringsmethode. Zoals in Figuur 10.1 is weergegeven verloopt vrijwel elke verandering sneller bij een hogere temperatuur. Als we dus een bepaalde verandering willen, bijvoorbeeld het doodmaken van bepaalde bacteriën, dan is het niet voldoende om een hoge temperatuur te bereiken, we moeten die temperatuur ook een bepaalde tijd handhaven voor we het product weer afkoelen. Het effect is dus afhankelijk van de temperatuur en de duur van de verhitting. Voorbeelden daarvan staan in Figuur 11.1. We zullen nu een aantal soorten veranderingen kort bespreken.

- *Chemische reacties.* Deze treden altijd op bij hoge temperatuur: sommige stoffen worden afgebroken, andere worden gevormd. Een enkele reactie is gewenst in verband met conservering, maar verreweg de meeste niet. Wat betreft de veiligheid: de meeste toxische stoffen worden niet geïnactiveerd, maar wel toxische eiwitten, die bijvoorbeeld in peulvruchten zitten.
- *Inactiveren van enzymen.* Figuur 10.1 laat zien dat een enzym inactief wordt boven een bepaalde temperatuur. Dat komt omdat het molecuul (een eiwit) ontvouwt, waardoor het niet meer werkt als katalysator. Maar als we het product dan weer afkoelen, heb je de kans dat het molecuul weer opvouwt en actief wordt. Meestal is een intensievere verhitting nodig om het enzym irreversibel te inactiveren; daarbij worden chemische veranderingen in het eiwit aangebracht die opvouwen onmogelijk maken. Figuur 11.1, lijn B, geeft een voorbeeld van de temperatuur-tijd combinaties die nodig zijn om inactivering te realiseren. Maar er zijn ook enkele enzymen die erg hitteresistent zijn, en dan is dus een veel intensievere verhitting nodig (als het een enzym is dat bederf kan veroorzaken).
- *Doden van micro-organismen.* Deze worden bij hoge temperatuur gedood, vooral doordat hun enzymen worden geïnactiveerd. Al bij een vrij milde verhitting worden veel bacteriën gedood (Fig. 11.1, lijn A) en hetzelfde geldt voor gisten en de meeste schimmels. Sommige bacteriën vormen sporen, en dan is een veel intensievere verhitting nodig om ze te doden (Fig. 11.1, lijn C).

Overigens moeten we bedenken dat je nooit àlle bacteriën of sporen kunt doden. Als voorbeeld volgt een eenvoudig hypothetisch geval. Stel, je hebt een vloeistof, bijvoorbeeld melk, die per milliliter 1000 bacteriën van één soort bevat, en dat bij een gegeven temperatuur (bijvoorbeeld 75°C)

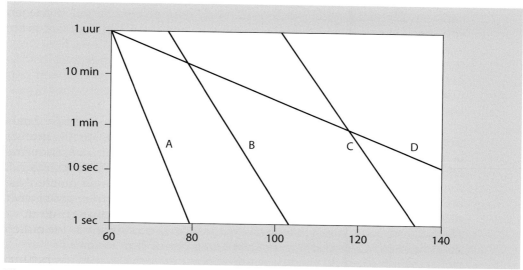

Figuur 11.1 *Voorbeelden van de invloed van de temperatuur (in graden Celsius) op de verhittingsduur nodig om een bepaald effect te bereiken; merk op dat de schaal van de tijdsduur niet lineair is (maar logaritmisch). A: Doden van (in feite reduceren tot een tienmiljoenste van het aantal) Salmonella bacteriën. B: Inactiveren van een enzym (een lipoxygenase). C: Doden (zelfde reductie als bij A) van sporen van Bacillus cereus. D: Veroorzaken van een ongewenste verandering (in smaak en kleur) tengevolge van Maillardering.*

in 3 seconden het aantal (levende) bacteriën met een factor 10 wordt verminderd, zodat er 100 per ml over zijn. Dan zijn er na 6 seconden 10 over en na 9 seconden 1. Stel dat het een melkpak van 1 liter betreft, dan heb je er nog duizend in dat pak, en na 18 seconden verhitten gemiddeld 1. Het aantal nul kan nooit bereikt worden, maar als je nog eens 9 seconden langer verhit is het gemiddelde aantal 0,001 per pak. In andere woorden: de kans dat er een bacterie in een pak zit is 1 op duizend. Als die bacterie bederf veroorzaakt, wil een fabrikant in het algemeen een kleinere kans, bijvoorbeeld 1 op een miljoen, wat bereikt kan worden door 36 seconden te verhitten. Als de bacterie pathogeen is, moet de kans nog kleiner zijn, zelfs 1 op een biljoen voor de dodelijke *Clostridium botulinum*.

Nu is er een gelukkige omstandigheid die het goed mogelijk maakt zo'n sterke reductie te bereiken. Figuur 11.1 laat zien dat de lijnen A, B en C heel erg steil lopen. Als je voor het geval A de temperatuur met 10 graden verhoogt (bijv. van 60 naar 70°C), dan verloopt de reactie die de bacteriën doodt bijna 100 maal zo snel. Voor de meeste chemische reacties zou dat een factor van ongeveer 2 zijn; zie lijn D. Die chemische reacties wil je in het algemeen niet, want ze geven meestal een afwijkende smaak of veroorzaken schiften van de vloeistof; ook verlagen ze de concentratie van allerlei nutriënten. Maar door de verschillen in de loop van die lijnen kun je bijvoorbeeld sporen nog goed kwijtraken zonder veel chemische veranderingen te veroorzaken door bij een heel hoge temperatuur heel kort te verhitten, bijvoorbeeld 3 seconden bij 130°C. Als je een temperatuur van 100°C zou kiezen is er ongeveer een uur nodig om voldoende sporen te doden, maar dan zou het product oneetbaar zijn geworden.

Als een product zodanig wordt verhit dat de meeste bederf veroorzakende en alle pathogene bacteriën worden gedood, en de meeste schadelijke enzymen geïnactiveerd, dan spreekt men van *pasteurisatie*. Die laat meestal smaak en andere eigenschappen vrijwel onveranderd. Allerlei vloeistoffen worden gepasteuriseerd, bijvoorbeeld melk, bier en vruchtensappen. Heel vaak is pasteurisatie voldoende, omdat het product vrijwel geen sporen of erg hitteresistente bacteriën bevat, of als het niet lang wordt bewaard. Wil je alle bacteriën en hun sporen dood hebben, dan moet je *sterilisatie* toepassen. Dan is vaak de smaak wel verminderd en de voedingswaarde ook enigszins. Alleen als het een dunne vloeistof betreft kun je steriliseren door een zeer kortdurende verhitting bij ultra-hoge temperatuur (UHT-verhitting), waarbij weinig kwaliteitsvermindering optreedt. Veel levensmiddelen worden echter in hermetisch gesloten blikken of flessen gesteriliseerd. Voor melk wordt meestal UHT-sterilisatie toegepast.

Conserverende stoffen

Vanouds zijn allerlei stoffen aan levensmiddelen toegevoegd om bederf uit te stellen. Met de opkomst van de levensmiddelenchemie werden veel meer stoffen ontdekt die een conserverende werking hebben. Hier volgen enkele van de belangrijkste (groepen) conserverende stoffen.
- *Inzouten* was vroeger erg algemeen. Keukenzout remt de meeste micro-organismen en enzymen, maar dan zijn hoge concentraties nodig. Nu wordt nog wel zout toegevoegd, bijvoorbeeld aan kaas, vis en vleesproducten, maar meestal niet in zo hoge concentratie dat het sterk conserverend werkt. Zout draagt ook bij aan de smaak en vaak beïnvloedt het rijping.
- *Konfijten*. Hierbij wordt suiker (sacharose) als conserverende stof gebruikt, bijvoorbeeld in jam. Als je aan vruchten suiker toevoegt en het geheel zover inkookt dat het water met suiker is verzadigd (gewichtsverhouding suiker/water = 2,0), kan in de jam geen micro-organisme meer groeien. Als je vruchten, bijvoorbeeld dadels, in een verzadigde suikeroplossing legt, dan zal water uit de vruchten trekken en suiker erin, maar veel langzamer. De dadels worden dus gedroogd en gesuikerd, en blijven zo lang goed.

- *Roken.* Vis en sommige vleesproducten werden vaak gerookt, dat wil zeggen verscheidene dagen in de rook van een houtvuur gehangen. De producten drogen dan wat uit, en worden voorzien van bacterie-werende en smaakstoffen uit de rook, meest fenolderivaten. Maar het is een verdachte manier van conserveren, omdat de rook ook toxische en carcinogene stoffen kan bevatten. Vandaar dat roken tegenwoordig aan strenge regels is onderworpen; vaak maakt men 'synthetische' rook, die geen onveilige stoffen bevat.
- *Inleggen,* dat wil zeggen bewaren in een meestal zure vloeistof die vaak ook nog andere conserverende stoffen bevat, zoals suiker of alcohol; voorbeelden zijn augurken en haring, maar ook vruchten op brandewijn. Bacterie- en enzymwerking worden onderdrukt, maar de meeste chemische reacties niet.
- *Conserveermiddelen.* Hoewel dit een heel algemene term is, bedoelt men meestal stoffen die in erg lage concentratie al reacties, of de groei van organismen, sterk remmen. Zulke stoffen komen ook in de natuur voor. Veel vruchten bevatten bijvoorbeeld sorbinezuur (sorbus = lijsterbes) of benzoëzuur om ontijdig bederf tegen te gaan. Zulke organische zuren, en ook azijnzuur en melkzuur, werken alleen antimicrobieel als de pH laag is; ze zijn dan niet elektrisch geladen en kunnen daardoor in cellen doordringen. Vanouds wordt sulfiet gebruikt in verscheidene plantaardige producten, onder meer in wijn; het kan sommige bacteriën remmen, maar de voornaamste werking is tegengaan van enzymatische bruinkleuring. Een aantal conserveermiddelen staan genoemd in Tabel 4.2. De meeste remmen micro-organismen, maar geen enzymen. Andere remmen specifieke chemische reacties, veel te veel om hier te bespreken. Sommige enzymen kunnen ook worden gebruikt om bepaalde bacteriën te remmen, bijvoorbeeld lysozym (dit breekt de celwand van die bacteriën af).
- *Antioxidanten.* Deze horen eigenlijk ook bij de vorige categorie, maar ze worden meestal apart genoemd. Ze remmen de oxidatie van lipiden en worden gebruikt in allerlei vetrijke producten (margarine, mayo-naise) om het optreden van smaakafwijkingen te verhinderen.

Er zijn nog veel meer (soorten) stoffen die specifieke vormen van bederf tegengaan; bovendien worden vaak combinaties toegepast.

Fermentaties

Stel, je melkt een koe, op de ouderwetse manier in een houten emmer. Je laat die emmer met melk staan bij omgevingstemperatuur. Na twee of drie dagen is de melk bedorven: zuur, vies ruikend en vaak met een kaam erop. (Een kaam is een laagje van gisten en/of schimmels op een vloeibaar product.) Je gooit de melk weg, spoelt de emmer eventueel om met water, en vult hem weer met verse rauwe melk. Die melk verzuurt ook, maar vlugger, en ze ruikt minder vies. Als je hetzelfde nog twee keer doet in dezelfde emmer, blijkt dat je een goed smakende zure melk hebt gekregen, die je zonder bezwaar kunt eten of drinken en die nog dagen goed blijft. Je hebt dus van de nood een deugd gemaakt: van bederf tot conservering, in dit geval door melkzuur. Bovendien is het product veilig (en kunnen ook mensen met lactose-intolerantie het goed verdragen).

De verklaring is niet zo moeilijk. Bacteriën zijn overal en waar melk is vooral melkzuurbacteriën. De melk wordt dus bedorven door bacterie-werking, maar de melkzuurbacteriën groeien het hardst. In de spleten en poriën van de houten emmer blijft wat verzuurde melk achter, en als de tweede portie melk in de emmer komt wordt ze vooral 'besmet' met melkzuurbacteriën. Door herhaling hiervan krijg je spoedig een vrij zuivere melkzuurgisting. Soortgelijke fermentaties kun je krijgen in allerlei eetbare materialen. Waar vruchten zijn, vind je ook gisten. Als je de vruchten beschadigt zullen ze vergisten, daarbij wordt alcohol gevormd en zo krijg je een soort primitieve wijn. Een deeg van gemalen tarwe en water zal ook gemakkelijk fermenteren en een zuurdeeg vormen. In alle gevallen wordt het gefermenteerde product, bewust of onbe-wust, gebruikt om het nog ongefermenteerde te 'enten' met de gewenste microben. De conservering komt meestal tot stand door verzuring en/of alcoholvorming, maar er zijn meer natuurlijke conserveermiddelen. Bovendien maken de gewenste micro-organismen vaak een soort anti-biotica die andere microben sterk remmen.

Tabel 11.1 geeft slechts enkele voorbeelden van gefermenteerde producten. Vooral in tropische landen bestaan vele honderden verschil-lende gefermenteerde plantaardige producten, waaronder tientallen soorten bier. Het aantal manieren waarop mensen in staat zijn alcoho-lische dranken te maken is haast onuitputtelijk.

Vaak zijn er nog allerlei andere bewerkingen nodig. Graan moet je malen om een zuurdeeg te krijgen, wat dient om het brood te laten rijzen; dit geldt ook als je bier wilt maken, waarvoor ook brouwen nodig is. Om zuurkool te maken, wordt witte kool gesneden en gemengd met zout. Het zout werkt enigszins conserverend, maar het dient vooral om vocht uit de cellen van de koolbladeren te trekken, en de glucose in dit vocht wordt door bacteriën omgezet in melkzuur. Wil je kaas maken, dan zul je eerst de melk moeten stremmen – met behulp van een enzym dat meestal uit kalvermagen afkomstig is – en er wei uit verwijderen; dan krijgen bacteriën de kans om alle melksuiker in melkzuur om te zetten en bij te dragen aan de rijping.

Tegenwoordig is de bereiding van allerlei gefermenteerde producten verbeterd. Bijvoorbeeld: om een verzuurde melk zoals yoghurt te maken wordt de melk eerst gepasteuriseerd, dan wordt er een beetje yoghurt aan toegevoegd ('enten'), en wordt het mengsel bij een constante tempe-

Tabel 11.1 *Voorbeelden van enkele gefermenteerde levensmiddelen.*

Micro-organismen	Grondstoffen	Producten
Melkzuurbacteriën	Witte kool	Zuurkool
	Koffiebessen	Koffiebonen
	Vlees	Worst: cervelaat, salami
	Melk	Yoghurt, karnemelk, kwark
Melkzuurbacteriën en gisten	Melk	Kefir
	Graan	Zuurdeeg
Gisten	Gemoute gerst	Bier
	Vruchten	Wijn, cider
Schimmels en bacteriën	Sojabonen	Tempeh, ketjap
Schimmels, gisten en bacteriën	Rijst	Sake
Azijnzuurbacteriën	Wijn, cider, bier	Azijn

ratuur, bijvoorbeeld 40°C, gehouden tot het voldoende zuur is. In het algemeen worden de omstandigheden gedurende het fermenteren heel constant gehouden. Soortgelijke maatregelen worden voor alle industriële fermentaties toegepast.

Fermentaties leiden dus, als het goed is, tot een vrij lang houdbaar en veilig product. Nog afgezien van de genoegens van (matig) alcoholgebruik, krijg je bovendien allerlei erg aantrekkelijke, goed smakende producten. Meestal spelen allerlei rijpingsprocessen daarbij een rol; soms dragen enzymen uit het substraat daar ook aan bij, bijvoorbeeld bij kaas en bij sommige visproducten.

Overige methoden

Omdat consumenten graag levensmiddelen willen hebben die zo vers mogelijk zijn, wat in feite inhoudt dat de smaak en het uiterlijk niet af mogen wijken van een vers product, wordt geprobeerd conserveringsmethoden te ontwikkelen waarbij niet, of hoogstens weinig intensief, verhit hoeft te worden. *Ioniserende straling*, bijvoorbeeld afkomstig van een radioactieve bron, kan micro-organismen doden, maar het geeft vaak smaakafwijkingen. Bovendien vertrouwen de meeste consumenten het niet. Het wordt vrijwel alleen toegepast op sommige specerijen. (Ook aardappels en champignons worden wel bestraald, maar dan om spruiten, respectievelijk opengaan van de hoed, te voorkomen.) Door een levensmiddel gedurende bijvoorbeeld een half uur bloot te stellen aan een *zeer hoge druk*, duizenden malen de atmosferische druk, worden veel microben gedood, en het product smaakt dan inderdaad alsof het helemaal vers is. Maar de methode is erg duur; in Japan wordt zo behandelde vruchtenconfituur verkocht. Ten slotte kun je ook microben doden met heel kort durende *elektrische stroomstoten*, maar dat wordt nog nauwelijks toegepast. Al deze methoden hebben als bezwaar dat enzymen niet worden geïnactiveerd.

Zogenaamde *milde conservering* wordt meer en meer toegepast. Daarmee wordt bedoeld een combinatie van enkele methoden ter conservering die geen van alle wezenlijke veranderingen geven in smaak of uiterlijk. Bijvoorbeeld: weinig intensief pasteuriseren, een conserveermiddel toevoegen, gasverpakken en koud bewaren. Voor bederfelijke producten, bijvoorbeeld toebereide salades, heeft dat succes.

12 BEWERKINGEN EN PROCESSEN

De meeste fabrieken stellen dingen samen uit een groot aantal onderdelen, zoals bij het maken van schoenen, fietsen, meubels, keukenmachines, auto's, computers, enz. Men spreekt dan van een 'assemblage-industrie'. De levensmiddelenindustrie werkt anders: ze is, net als de chemische en de farmaceutische industrie, een 'procesindustrie'. Die wordt gekarakteriseerd door een stroom grondstof die een aantal bewerkingen ondergaat waardoor de grondstof in stappen wordt getransformeerd tot product; de tussenstadia zijn een soort halffabrikaten. Zo'n serie bewerkingen noemt men een proces. Vaak is het proces erg ingrijpend: kaas lijkt erg weinig op de grondstof melk, en brood evenmin op tarwe; soms is de grondstof wel te herkennen in het product, bijvoorbeeld bij yoghurt of tomatenpuree.

We zullen nu verschillende soorten bewerkingen kort bespreken en een drietal iets uitgebreider. Dan volgen voorbeelden van processen, en ten slotte wordt iets gezegd over procesontwikkeling.

Soorten bewerkingen

Bij de levensmiddelenfabricage worden honderden verschillende soorten bewerkingen (ook wel deelprocessen genoemd) toegepast, maar je kunt die op de basis van hun werkingsprincipe terugbrengen tot zo'n 25 elementaire bewerkingen ('unit operations'). Enkele belangrijke typen staan in Tabel 12.1, maar die is lang niet volledig. Bovendien zijn er ook apparaten waarin meer dan één elementaire bewerking plaats vindt, bijvoorbeeld tarwe malen en bloem van zemelen scheiden. Van verscheidene bewerkingen kan een leek zich een duidelijke voorstelling maken: ze worden ook in de keuken toegepast. Verscheidene andere zijn voor velen heel nieuw en vaak zijn ze ook erg gecompliceerd. We kunnen de meeste bewerkingen dan ook niet bespreken.

Hoewel je dat moeilijk een bewerking kunt noemen, moet het materiaal (grondstof of halffabrikaat) in een procesindustrie ook voortdurend verplaatst worden. Vloeistoffen kunnen met een pomp door leidingen worden getransporteerd. Dingen (bijv. aardappels en broodjes) en stortbaar materiaal (zoals suiker en graan) worden meestal via een lopende band vervoerd. Poeders kun je vaak met lucht door leidingen blazen.

Welke van de bewerkingen zoals vermeld in de tabel je gebruikt hangt natuurlijk in de eerste plaats af van wat je wilt bereiken, maar bovendien vaak heel sterk van de aard van het materiaal dat bewerkt moet worden. Dit lichten we toe met enkele verkleinende bewerkingen. Gebrande en daardoor gedroogde koffiebonen zijn bros, en die kun je goed malen, maar als je jonge kaas probeert te malen dan krijg je een soort pasta;

Tabel 12.1 *Enkele elementaire bewerkingen.*

Bewerking	Toegepast op onder meer
Verkleinen	
snijden	vlees, groenten, suikerbieten
malen; raspen	graan, koffiebonen, cacaomassa; harde kaas
emulgeren	olie verdelen in waterige vloeistof → emulsie
verstuiven	vloeistof in lucht
Mengen[a]	
roeren	vloeistoffen
kneden	maalsel + vloeistof → deeg
Mechanisch scheiden[a]	
zeven; cycloon	poeders, maalsel; poeder uit lucht
filtreren; hydrocycloon	vaste deeltjes uit vloeistof; idem
centrifugeren	vaste deeltjes of druppeltjes uit vloeistof
ultrafiltreren	eiwit uit vloeistof (bijv. kaaswei)
uitpersen	olie uit zaden, sap uit snijdsels van suikerbieten
Vormen[a]	
extruderen	macaroni, snoepgoed, leverworst
Warmteoverdracht	zie tekst 'Verhitten en koelen'
Stofoverdracht	zie ook tekst
diffusie	pekelen, konfijten; uitlogen (bijv. van koffiemaalsel)
indampen	melk → koffiemelk; tomatensap → puree
destilleren	wijn e.d. → sterke drank
drogen	melk → melkpoeder; brood → toast
kristallisatie	bevriezen → consumptie-ijs; olie → stevig vet
Transformaties	
fysisch	vloeistof + lucht → schuim; room → boter; gelering
chemisch	hydrogeneren (harden) van olie
enzymatisch	melk + stremsel → wrongel
microbieel	zie Hoofdstuk 11 'Fermentaties'
Verpakken	zie tekst

[a] Nog vele andere, erg specifieke, bewerkingen.

kaas moet je snijden (schaven) of raspen. Graan is meestal goed te malen, maar niet als het watergehalte aan de hoge kant is. Om suiker uit suikerbieten te extraheren moet je de bieten versnijden; sliertjes van een paar cm lang en een paar mm dik zijn dan klein genoeg. Koffie wordt gemalen om er snel de smaakstoffen uit te kunnen logen met heet water; daartoe moeten de korreltjes klein zijn, bijvoorbeeld 1 mm. Bij het maken van chocolade gaat men uit van vloeibare cacaomassa, dat is cacao gemengd met cacaoboter en kristalsuiker bij verhoogde temperatuur, bijv. 50°C, zodat het vet gesmolten is. Die massa moet je zo fijn malen dat de suikerkristallen niet groter zijn dan 10 micrometer, anders smaakt de chocola zanderig; dit 'natte' malen gebeurt heel intensief en duurt erg lang. Oliedruppels in een emulsie moeten vaak nog veel kleiner zijn, bijvoorbeeld 1 micrometer, om oproming van de druppels te voorkomen; voor het maken van zo'n fijne emulsie is een hogedrukhomogenisator nodig, een groot en duur apparaat.

Tabel 12.1 geeft maar één voorbeeld van een chemische transformatie, hydrogeneren van olie met waterstofgas. Dat wil niet zeggen dat er geen andere chemische transformaties optreden, integendeel, maar het zijn meestal geen specifieke bewerkingsstappen. Gedurende verhitting vinden allerlei chemische reacties plaats en vaak ook als je wat toevoegt aan de grondstof, bijvoorbeeld zuur. Sommige hulpstoffen worden wel door gerichte chemische transformaties gemaakt, maar dat gebeurt meestal in fabrieken die daarin gespecialiseerd zijn, dus buiten het bereidingsproces van het levensmiddel.

Verhitten en koelen

Over *verhitten* hebben we al het een en ander besproken; zie vooral het vorige hoofdstuk. Deze bewerking heeft een of meer van de volgende functies:
- Het sneller of effectiever doen verlopen van een deelproces, bijvoorbeeld: mengen, centrifugeren, indampen, drogen, chemische transformaties.
- Het verhogen van de veiligheid van het levensmiddel, vooral door doden van pathogene organismen.
- Het conserveren van voedsel, ook weer door doden van microben, en door het inactiveren van enzymen, enz.
- Het zacht en doorlatend maken van celwanden van plantaardig voedsel en het verstijfselen van zetmeel, waardoor de opneembaarheid van voedingsstoffen wordt verhoogd.
- Het verhogen van de eetkwaliteit: smaak, geur, consistentie, kleur, enz.

Bovendien kunnen vaak ongewenste reacties optreden die we zoveel mogelijk moeten vermijden.

Een product of halffabrikaat *koelen* doen we meestal om een of meer van de volgende redenen:
- Vertragen van veranderingen door bewaren bij lage temperatuur of door invriezen.
- Het maken van producten zoals consumptie-ijs.
- Het doen kristalliseren van (een deel van) een olie of vet.

Zoals eerder gezegd kan bevriezen ook de structuur van sommige producten (deels) vernielen.

Om te verhitten of te koelen is *warmteoverdracht* nodig. Dit gebeurt meestal door *geleiding*. Hoe warmer een materiaal is, hoe sneller de moleculen daarin trillen, en warmte wordt eenvoudig overgedragen van molecuul op molecuul. Je verhit bijvoorbeeld de bodem van een pan met een gasvlam, en de warmte wordt dan overgedragen van de vlam (heet gas) aan de pan en van de pan aan het op de bodem liggende materiaal. Deze warmtegeleiding is een relatief langzaam proces als het een dikke laag materiaal betreft, want de daarvoor benodigde tijd is evenredig aan het kwadraat van de laagdikte. Bijvoorbeeld: je bakt een flensje van 3 millimeter dik in een koekenpan en het blijkt in 2 minuten gaar te zijn; als je nu onder dezelfde omstandigheden een pannenkoek van 8 millimeter dik wilt bakken, dan zal dat ongeveer $(8/3)^2$ maal zo lang duren, dus 14 minuten. Grote stukken gaar maken duurt dus lang. Maar dit houdt ook in dat je een biefstuk zo kunt braden dat de buitenkant bruin en gaar is en het binnenste nog rood, wat veel mensen aantrekkelijk vinden.

Bij grootschalige bewerking heeft de langzame warmtegeleiding allerlei bezwaren. Vandaar dat men bijvoorbeeld een te drogen vloeistof in fijne druppeltjes versproeit in hete lucht, om het materiaal snel te verhitten, te drogen en weer te koelen. Maar als je een liters blik met leverpastei zou willen steriliseren, wat inhoudt dat je tot zo'n 120°C moet verhitten, dan zou het uren duren voor die temperatuur ook in het binnenste van het blik wordt bereikt. Dat is erg kostbaar en het zou een afschuwelijk product opleveren, dus het gebeurt niet. Als sterilisatie echt nodig is zal men veel kleinere en plattere blikken nemen.

Het bovenstaande betreft alleen vaste producten. Bij vloeistoffen gebeurt iets heel anders. Als je een pan met bouillon op het vuur zet wordt de onderste laag van de vloeistof door de pan opgewarmd. Daardoor zet de vloeistof daar uit, wat inhoudt dat het soortelijk gewicht ervan lager wordt, wat weer betekent dat die lichtere vloeistof zal opstijgen en koudere, soortelijk zwaardere vloeistof naar beneden zakt. Deze natuurlijke *convectie* zal het verwarmen sterk versnellen, en dat kun je nog verbeteren door te roeren ('geforceerde convectie').

In de fabriek worden vloeistoffen meestal stromend verhit en gekoeld in een 'warmtewisselaar'; zie Figuur 12.1 voor een schematisch voorbeeld. De vloeistof, bijvoorbeeld melk (of bier of vruchtensap), stroomt in een dunne laag langs een dunne metalen plaat en aan de andere kant van die plaat stroomt het verhittingsmedium; in de figuur is dat eerst warme melk, die daardoor zelf wordt afgekoeld. Dan wordt verder verhit met heet water en vervolgens wordt de verhitte melk een (korte) tijd warm gehouden. De warme melk wordt dan afgekoeld door de binnenko-

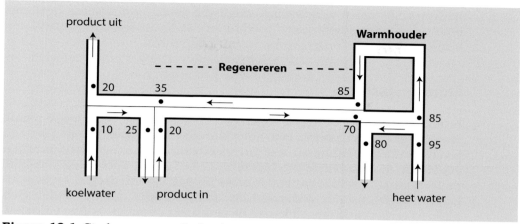

Figuur 12.1 *Sterk vereenvoudigd schema van een warmtewisselaar voor het verhitten (pasteuriseren) van vloeistoffen. De getallen geven een voorbeeld van de temperaturen (°C) die toegepast worden.*

mende koude melk en ten slotte met koelwater. Deze bewerking heeft de volgende voordelen:

- De opwarmtijd en de afkoeltijd kunnen erg kort zijn, doordat de vloeistoflagen zo dun zijn (ongeveer 1 millimeter) en er geforceerde convectie optreedt. Dit komt, in combinatie met het volgende punt, de kwaliteit (smaak) van het product ten goede.
- De verhitting is erg gelijkmatig: alle deeltjes ondervinden nagenoeg hetzelfde tijd-temperatuur profiel.
- Een groot deel, 70 à 90%, van de toegevoegde warmte wordt 'geregenereerd' (teruggewonnen), zoals uit de figuur blijkt. Dit betekent een aanzienlijke energiebesparing.
- De apparatuur kan een hoge capaciteit hebben, bijvoorbeeld 40.000 liter per uur.

Een nadeel is dat de reiniging van een warmtewisselaar nogal wat tijd kost.

Voor warmteoverdracht bij *koelen* geldt ongeveer hetzelfde, al gaat die nog wat langzamer bij lage temperatuur. Als de vloeistof (deels) bevriest is geen convectie meer mogelijk. In een warmtewisselaar vormen ijskristallen zich op het koelende oppervlak; die moeten er dan met een bewegend mes gedurig worden afgeschraapt.

Warmteoverdracht is ook mogelijk door middel van *warmtestraling*, bijvoorbeeld van een grill. Maar de straling dringt nauwelijks door in het product, zodat de meeste verwarming toch door geleiding tot stand komt. De straling die in een *magnetron* wordt opgewekt is van heel andere aard: deze kan veel dieper doordringen. Eigenlijk worden alleen de watermoleculen opgewarmd, maar die geven hun warmte heel snel door aan andere moleculen; producten die nauwelijks water bevatten kunnen dus niet worden verhit in een magnetron.

Stofoverdracht

Stofoverdracht houdt in dat bepaalde moleculen naar een andere plaats worden getransporteerd. Het doel kan zijn om die moleculen in een levensmiddel te brengen; als dat vloeibaar is kan het door mengen gebeuren, maar in vaste producten niet. Een ander doel is om bepaalde moleculen af te scheiden, onder meer bij destilleren, drogen en kristalliseren. Meestal is de basis van de stofoverdracht dat moleculen zich altijd zo gelijkmatig mogelijk over de beschikbare ruimte willen verdelen. Dat gebeurt dan door diffusie. Bijvoorbeeld: als je zout in kaas wilt hebben kun je die kaas in pekel leggen. De pekel heeft een veel hogere zoutconcentratie dan het vocht in de kaas, en zout zal dus de kaas in diffunderen. Een ander voorbeeld is bevriezen. Door de temperatuur sterk te verlagen ontstaan in een waterhoudend product ijskristallen. Vlak bij het oppervlak van zo'n kristal is dan het gehalte aan (vloeibaar) water verlaagd, en water zal dus naar die plaats diffunderen, waardoor het ijskristal kan groeien.

Diffusie gaat ongeveer net zo als warmtegeleiding, maar dan veel trager, meestal 100 à 1000 maal zo langzaam. Om voldoende zout in een Goudse kaas te krijgen moet ze dagen in de pekel liggen, en dan duurt het nog weken voordat het zout min of meer gelijkmatig in de kaas is verdeeld. Waar mogelijk is het dus gewenst om het product in kleine stukjes te verdelen, nog meer dan bij warmtegeleiding. Vaak is het ook mogelijk om het proces door convectie te versnellen. Bij het al eerder genoemde sproeidrogen, wordt de vloeistof in kleine druppeltjes verdeeld in hete lucht, waardoor het water snel uit de druppels kan diffunderen. Maar de lucht wordt bovendien intensief 'geroerd', want anders zou het verdampte water zich door diffusie uit de omgeving van de druppel moeten verwijderen, wat erg lang zou duren.

Verpakken

Verpakken is een essentieel deel van de fabricage van levensmiddelen. De belangrijkste functies van verpakking zijn:
* Het *afzonderen* van het product van de omgeving. Verpakking in geschikte porties maakt transport, distributie, opslag en uiteindelijk gebruik van het levensmiddel mogelijk. Het voorkomt besmetting van de omgeving met het product, wat hygiënische problemen zou geven.

Het garandeert in het algemeen ook de integriteit en de hoeveelheid van de inhoud.

- *Bescherming* van het product tegen invloeden van buiten. Dit houdt in het weren van besmetting met microben en stoffen (bijv. zuurstof) en vaak het tegenhouden van licht. Zoals in het vorige hoofdstuk besproken, is verpakking een essentieel deel van voedsel-conservering.
- *Gebruiksgemak.* Het eerste punt is dat de verpakking gemakkelijk geopend moet kunnen worden, en ook weer gemakkelijk gesloten, liefst op zodanige manier dat het overblijvende deel nauwelijks wordt besmet. Verpakking in porties van verschillende grootte is gewenst omdat sommige gebruikers erg weinig en andere juist veel per dag nodig hebben. Bepaalde verpakkingssystemen maken het ook mogelijk om kant en klare gerechten op de markt te brengen, of producten die weinig verdere bereiding vereisen, bijvoorbeeld alleen verwarming in de magnetron, met verpakking en al.
- Verstrekking van *informatie.* Dit betreft in de eerste plaats feitelijke informatie: type en kwaliteitsklasse van het product; hoeveelheid; samenstelling; voedingswaarde; houdbaarheid; gewenste bewaarom-standigheden; gewenste behandeling van het product; enz. Ook staat de naam van de producent natuurlijk op de verpakking; en tegen-woordig bovendien een code die het mogelijk maakt de herkomst van het product te traceren (bijv. als het product mogelijk ziekteverschijn-selen heeft veroorzaakt). Verder vind je vaak reclame voor andere producten, mogelijke voordelen voor de consument zoals gezond-heidsclaims, en soms recepten.

Iedere consument kan waarnemen dat er erg veel verschillende soorten verpakkingen zijn voor levensmiddelen, gemaakt van verschillende materialen. Dit brengt mee dat er ook sterk verschillende typen verpak-kingsmachines zijn. We zullen dit niet bespreken, op één aspect na. Voor vloeibare levensmiddelen zijn er steeds betere mogelijkheden gekomen voor *aseptische* verpakking. Dat betekent dat je zo'n product in een warmtewisselaar stromend kunt steriliseren en daarna verpakken zonder enige besmetting met micro-organismen. Het is dus niet meer nodig om de vloeistof in de verpakking, meestal een glazen fles, te steri-liseren. We hebben al duidelijk gemaakt dat de nieuwe methode meestal een product van duidelijk betere kwaliteit oplevert.

Processen

Bij de fabricage van levensmiddelen worden verschillende bewerkingen gecombineerd tot een proces. We geven vier voorbeelden van proces-schema's. Zulke schema's geven slechts beperkte informatie. Ze zijn sterk vereenvoudigd en duiden alleen de voornaamste bewerkingen aan. Ze geven vrijwel geen bijzonderheden over de bewerkingen, zoals temperatuur, druk, tijdsduur, intensiteit, samenstelling van halffabrikaten, enz. Het beginnen van het proces – dus de voorbereidingen – en het stoppen – waaronder het reinigen van de procesapparatuur – zijn vaak hele operaties op zichzelf; het volledig in bedrijf stellen van de suikerfabricage duurt een dag of 10. De schema's zeggen ook niets over de toe te voegen energie, meting en regeling van procesvariabelen, controle op producteigenschappen, veiligheidsmaatregelen, enz., allemaal heel wezenlijke aangelegenheden.

De processchema's in de Figuren 12.2-5 zullen kort worden toegelicht, het eerste wat uitgebreider. Een ellips geeft een materiaal aan: grondstof, hulpstof, halffabrikaat, verpakkingsmiddelen, enz. Een rechthoek duidt op een bewerking.

Brood. Het schema in Figuur 12.2 betreft het bakproces bij een 'warme bakker', maar ook in de fabriekmatige bakkerij wordt vaak ongeveer hetzelfde schema aangehouden. Er zijn ook andere, vaak snellere en beter te beheersen industriële processen ontwikkeld. Ook worden vaak allerlei hulpstoffen toegevoegd, voor de smaak of om oudbakken worden van het brood te vertragen, maar het kan ook zonder. Het bereiden van het tarwemeel is volstrekt veranderd: een moderne maalderij lijkt in haast niets meer op de traditionele graanmolen.

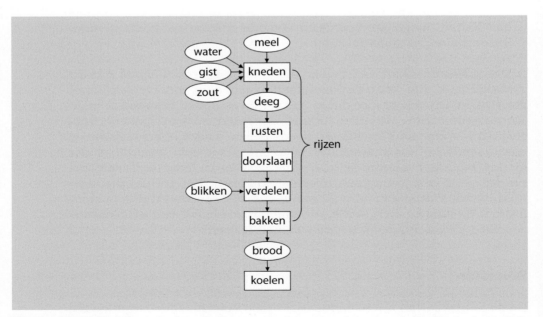

Figuur 12.2 *Bereiding van brood uit tarwemeel, water, gist en zout. Rechts is de periode aangegeven waarin het rijzen plaatsvindt; tussen kneden en bakken is de deegtemperatuur ongeveer 30℃.*

Aan het meel wordt water toegevoegd, om een deeg te kunnen maken; gist, om koolzuurgas te produceren uit zetmeel voor het rijzen; en zout, voor de smaak. Het kneden heeft drie functies: menging van de ingrediënten; het insluiten van luchtbellen en het fijner verdelen van de bellen; en deegontwikkeling, wat onder meer inhoudt dat gluten (het voornaamste eiwit in tarwe) met water kan zwellen waardoor het de gevormde gascellen stabiliseert. De volgende bewerkingen dienen vooral het rijzen, dat al begint tijdens het kneden. Het doorslaan dient om grote gasbellen te verkleinen, zodat de kruimstructuur van het brood gelijk-matiger wordt. Het rijzen gaat door tot de gist onwerkzaam gemaakt wordt door de hoge temperatuur in de oven. Het volume van het brood is dan ruim 4 maal zo groot als het zou zijn zonder gasbellen; het mate-riaal is dus een soort schuim geworden. De gasbellen bestaan uit een beetje lucht, maar overwegend uit koolzuurgas, waterdamp en alcohol. (Dat laatste verdampt trouwens voor een deel, waardoor de bakker een tikkeltje dronken kan worden.) Als het brood nu afkoelt, zou het aanzienlijk moeten krimpen: waterdamp condenseert, koolzuurgas en alcohol kunnen deels in het gebakken deeg oplossen. Maar de gasbellen liggen nu dicht tegen elkaar aan, en de dunne laagjes deeg ertussen, die onderdehand door het bakken wat bros geworden zijn, breken dan gemakkelijk, waardoor de gasbellen gascellen zijn geworden die in open verbinding met elkaar en met de buitenlucht staan. Het 'schuim' is een 'spons' geworden en het brood houdt z'n volume. Het bakken veroor-zaakt verder een gedeeltelijke verstijfseling van het zetmeel, en vorming van smaakstoffen en een bruine en – aanvankelijk – knapperige korst.

Het bovenstaande illustreert hoe bij de bereiding van een levens-middel meerdere microbiële, chemische en fysische veranderingen elkaar kunnen beïnvloeden. Die veranderingen moeten vrij precies op elkaar afgestemd worden om een bevredigend resultaat op te leveren en dat is helemaal niet gemakkelijk te realiseren: de verschillende reac-ties hangen elk op een andere manier af van omstandigheden, zoals eigenschappen van de grondstof, temperatuur, watergehalte, tijdsduur, enz. Door eeuwenlang proberen en met veel mislukkingen zijn goede manieren gevonden voor verschillende soorten brood. Nu worden de rela-ties veel beter begrepen en kun je verbeterde processen ontwikkelen.

Melkpoeder. Melkpoeder is een vrij nieuw product (ong. 100 jaar oud), dat wordt gemaakt omdat je het goed voor lange tijd kunt bewaren, en daarna weer oplossen in water tot een goed smakende melk. Figuur 12.3 geeft een processchema voor mager melkpoeder. De melk moet dus eerst ontroomd worden door centrifugeren. Ze wordt dan gepasteuri-seerd om pathogene en bederf veroorzakende microben te doden, en dan gedroogd. Dat gebeurt in drie stadia. Eerst wordt de melk ingedampt tot een geconcentreerde vloeistof, omdat water verwijderen door indampen veel minder energie kost, en dus goedkoper is dan drogen. Dan vindt sproeidrogen plaats, meestal in een immens grote droogtoren (tot enkele

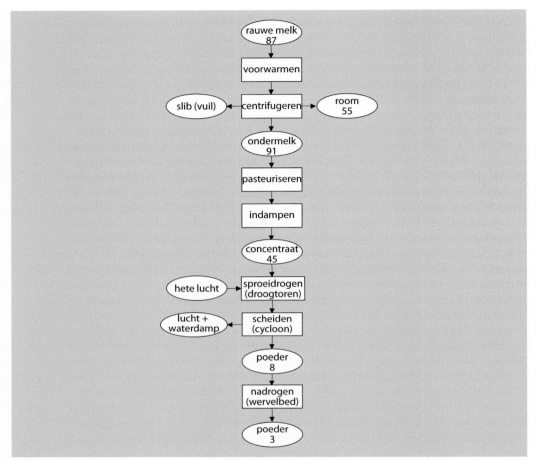

Figuur 12.3 *Bereiding van mager melkpoeder uit rauwe volle melk. De getallen geven het percentage water aan.*

tientallen meters hoog), wat leidt tot een poeder met nog ongeveer 8% water. Dat is te hoog om een houdbaar product te krijgen, en het poeder wordt nagedroogd (en meestal ook gekoeld) in een wervelbed.

Je kunt ook vol melkpoeder maken, en dat is wat lastiger, want het kan bij bewaren een smaakafwijking krijgen door vetoxidatie. Om dat tegen te gaan moet de melk wat intensiever verhit worden, en het poeder worden verpakt in een stikstofatmosfeer.

Suiker. Het schema in Figuur 12.4 geeft de bereiding van ruwe kristalsuiker uit suikerbieten. Lang geleden werd dat op min of meer ambachtelijke wijze gedaan, maar tegenwoordig gebeurt dat in grote fabrieken. Het is een seizoensactiviteit, want suikerbieten kunnen niet lang bewaard worden. Een fabriek kan in een campagne van vier

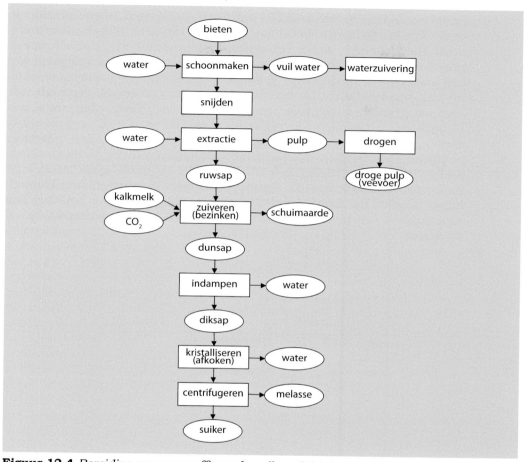

Figuur 12.4 *Bereiding van ongeraffineerde suiker uit bieten.*

maanden bijvoorbeeld een half miljoen ton suiker produceren, die dan bovendien nog geraffineerd wordt. In principe is het proces erg eenvoudig: gesneden bieten uitlogen, deze vloeistof concentreren in stappen totdat de suiker kristalliseert, en dan de kristallen afscheiden. In de praktijk valt dat nogal tegen: er zijn verschillende zuiveringsstappen nodig, en de omstandigheden bij het indampen en het afkoken moeten heel precies geregeld worden. Raffineren van ruwe suiker gebeurt door één of meer keren omkristalliseren: oplossen van de ruwe suiker en deze weer laten kristalliseren.

Margarine. Dit is een betrekkelijk nieuw product. Het werd voor het eerst rond 1870 bereid, aanvankelijk uit rundvet. Tegenwoordig wordt vrijwel alleen plantaardig vet gebruikt. Margarine bestaat uit olie met daarin een bouwsel van vetkristallen om het een zekere stevigheid te geven, en bovendien druppeltjes gezuurde ondermelk, ongeveer zoals in boter. Omdat de meeste plantaardige vetten bij kamertemperatuur helemaal vloeibaar zijn, wordt een deel van de olie 'gehard', dat wil zeggen gehydrogeneerd met waterstof bij hoge temperatuur in aanwezigheid van een katalysator. De daardoor gevormde verzadigde triglyceriden vormen bij afkoelen kristallen. De olie wordt vooraf in een aantal verschillende stappen gezuiverd (soms in een andere fabriek). Er worden nogal wat hulpstoffen toegevoegd: ter verbetering van de smaak of om smaakbederf tegen te gaan; om een ruwe emulsie te kunnen maken zolang er nog geen vetkristallen zijn gevormd; om spatten tegen te gaan als de margarine in een koekenpan wordt verhit; en extra nutriënten, met name de vitaminen A en D. Figuur 12.5 geeft de verschillende stappen in het proces. Het kneden dient om de stevigheid van het bouwsel van vetkristallen wat te verlagen en om de druppels zure ondermelk fijn te verdelen.

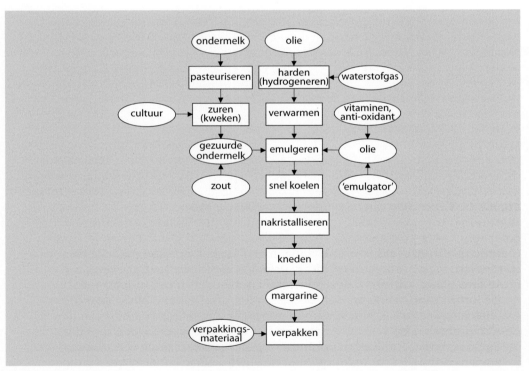

Figuur 12.5 *Bereiding van margarine uit gezuiverde olie, gezuurde ondermelk (gezuurd door melkzuurbacteriën) en hulpstoffen.*

Procesontwikkeling

De ontwikkeling van de bereiding van levensmiddelen tot een procesindustrie is begonnen met *schaalvergroting*, met als doel de bereidingskosten te verlagen. Noodzakelijkerwijs leidde dat tot *mechanisering*. Je kunt grote hoeveelheden deeg eenvoudig niet meer kneden zoals dat vroeger gebeurde: in de keuken met de handen en in de bakkerij met de voeten. Een ander logisch gevolg is de ontwikkeling van een *continu* proces in plaats van bereiding in charges. Geheel continue processen zijn niet altijd goed mogelijk, en sommige zijn deels continu, deels in charges. Verder zijn er geheel *nieuwe deelprocessen* ontwikkeld, zoals warmtewisseling, sproeidrogen, indampen onder vacuüm, ultrafiltratie, continu centrifugeren, enz. Zulke innovaties kunnen enorme gevolgen hebben. Bijvoorbeeld: bij de bereiding van aardappelmeel moet het zetmeel uit een dunne waterige slurry worden afgescheiden. Vroeger gebeurde dat in een hectares grote fabriekshal met allemaal natte schudzeven; door de uitvinding van de 'hydrocycloon' kan dat nu in een lokaal van zo'n 10 bij 20 meter en bovendien efficiënter en goedkoper.

Bovendien is de *procesbeheersing* sterk veranderd en verbeterd. Dat begon met zulke simpele dingen als de temperatuur meten. Ook veel andere variabelen kunnen gedurende de procesvoering bepaald worden: de doorstroomsnelheid van een vloeistof; de druk in een indamper en de indikkingsgraad van de vloeistof; de intensiteit van allerlei bewerkingen; enz. De procesvoering kan dan onmiddellijk worden aangepast als dat nodig is; dit heeft tot een grote verbetering van de productkwaliteit geleid. De laatste grote vernieuwing is *automatisering*. Terugkoppeling van een signaal van een thermometer of ander meetinstrument naar de machine heeft tot gevolg dat de betreffende bewerking automatisch wordt aangepast. Een moderne productbereider heet dan ook 'proces operator' en bevindt zich niet meer in de bereidingsruimte, maar in een regelkamer met een groot aantal beeldschermen, afleesinstrumenten en computers voor procesregeling.

Procesontwikkeling is dan ook een gecompliceerd proces geworden. Het vereist kennis op meerdere erg verschillende vakgebieden. En vooral in de levensmiddelenindustrie moet het proces aan veel eisen voldoen:

- De producten moeten aan een groot aantal uiteenlopende kwaliteitscriteria kunnen voldoen. Zie daarvoor Hoofdstuk 5.
- Het proces moet betrouwbaar en flexibel zijn. Het eerste wil zeggen dat het hoogst zelden mis gaat. Het tweede houdt in dat allerlei aanpassingen, bijvoorbeeld in de productsamenstelling of de portiegrootte, zonder veel moeite doorgevoerd kunnen worden.
- Ongewenste neveneffecten moeten vermeden worden. Het proces moet ongevaarlijk en niet storend zijn voor het personeel en de omwonenden. Het moet voldoen aan allerlei milieueisen: gebruikt water moet gereinigd worden en soms teruggebracht in de bodem; afval

moet verwerkt of naar een veilige plaats afgevoerd; er moet zuinig worden omgegaan met energie; enz.
- De kosten moeten laag zijn.

Vrijwel altijd zijn sommige van de gestelde eisen min of meer tegenstrijdig en dat noodzaakt een heel zorgvuldige optimalisering van de procesvoering, wat vaak verre van eenvoudig is.

Om dat allemaal te realiseren heb je proceskundigen nodig. Die hebben tot taak: het ontwerpen van procesapparatuur; het vooraf berekenen van de dimensies, de capaciteit en verdere eigenschappen van een apparaat; het vooraf berekenen van de waarden van de procesparameters (temperatuur, druk, doorstroomsnelheid, enz.) die nodig zijn om het gewenste effect in het product te bereiken; en de integratie van deelprocessen tot een goed werkende proceslijn. Meestal zullen levensmiddelenproceskundigen (deel)processen ontwerpen in samenwerking met werktuigbouwkundigen van een fabrikant van procesapparatuur.

13 VOOR- EN NADELEN VAN DE INDUSTRIËLE BEWERKING

Een groot deel van ons voedsel bereikt ons tegenwoordig via de fabriek (zie het volgende hoofdstuk) en over die situatie wordt erg verschillend geoordeeld. We zullen hier mogelijke voor- en nadelen bespreken, want een algemeen geldige conclusie kun je niet trekken. De voor- en nadelen verschillen namelijk per levensmiddel en al naar het aspect dat je beoordeelt. Bovenal zullen verschillende mensen allerlei argumenten vóór of tegen verschillend zwaar wegen.

Daarbij moet wel bedacht worden dat tegelijk met de industrialisatie van de voedselproductie een heleboel andere ingrijpende maatschappelijke veranderingen zijn opgetreden. Figuur 13.1 geeft daar een vereenvoudigd schema van. Al die veranderingen beïnvloeden elkaar en enkele belangrijke relaties zijn in de figuur aangegeven. Primair is de enorme verhoging van de productiviteit van de landbouw, vooral veroorzaakt door de sterke toename van wetenschappelijke inzichten en door de overvloedige beschikbaarheid van fossiele energie. Doordat er nog

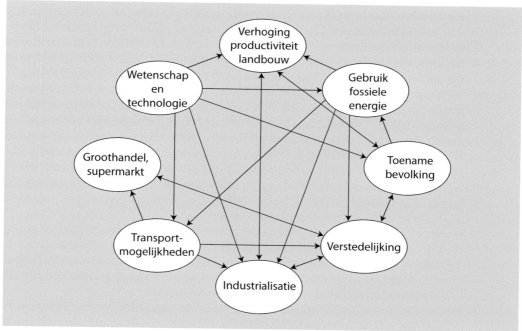

Figuur 13.1 *Sterk vereenvoudigd schema van belangrijke maatschappelijke veranderingen gedurende de laatste eeuw en van de onderlinge beïnvloeding van de verschillende ontwikkelingen.*

maar zo'n 5% van de werkende bevolking nodig is om iedereen van voldoende voedsel te voorzien, kon een enorme bevolkingsgroei optreden, samengaand met een vergaande differentiatie van beroepen en in de productie van goederen. Bovendien is de welvaart sterk gestegen. Vooral de verstedelijking is oorzaak van een veel langere weg van de primaire producent naar de consument; mede daardoor kregen we supermarkten. De huidige mondialisering (vaak globalisering genoemd) en de vorming van de Europese Unie hebben de consument in aanraking gebracht met allerlei onbekende en exotische levensmiddelen, wat ook de levensstijl nogal heeft beïnvloed. De invloed van de overheid, zowel de Haagse als de Brusselse, is veel groter geworden, vooral met betrekking tot de voedselveiligheid. Ten slotte zijn allerlei voordelen van de moderne levensmiddelenbereiding niet zozeer te danken aan de industriële bewerking als wel aan de toename van wetenschappelijke kennis op het gebied van de landbouwkunde, de levensmiddelentechnologie, de voedingsleer, de toxicologie, de analytische chemie, enz.

We zullen de voor- en nadelen aspectsgewijze bespreken.

Mogelijkheden

De industriële bewerking geeft meer mogelijkheden en die hebben tot een veel groter assortiment producten geleid. Elke levensmiddelenfabrikant doet dan ook aan *productontwikkeling*. De drijfveer kan zijn een nieuwe mogelijkheid in de procesvoering, of de beschikbaarheid van nieuwe grondstoffen. Vaak denkt de productontwikkelaar dat de consument graag een bepaald product zal willen kopen, omdat het voordelen geeft bij het gebruik, of een betere eetkwaliteit heeft, of omdat het de gezondheid van de eter zou bevorderen, of eenvoudig omdat veel mensen graag eens wat nieuws willen proberen. Verreweg de meeste pogingen tot productontwikkeling hebben geen succes: het product is niet echt nieuw of een verbetering, of het heeft onvermoede nadelen, of het wordt te duur gevonden, enz. Maar er zijn ook heel wat nieuwe producten die wel in een behoefte blijken te voorzien.

Enkele belangrijke categorieën zijn:
- Producten die niet of gebrekkig thuis of ambachtelijk zijn te maken, bijvoorbeeld aardappelmeel, bouillonblokjes, chocolade, suiker, cornflakes, koffiemelk en margarine. Hoewel heel wat levensmiddelen niet in deze categorie vallen, omvat ze verscheidene producten die de meeste mensen niet zouden willen missen.
- Dan zijn er allerlei vanouds bekende levensmiddelen die door industriële conserveringsmethoden – inblikken, drogen, diepvriezen, steriliseren, enz. – beschikbaar zijn op plaatsen en momenten waarop ze dat anders niet zouden zijn. Hierbij speelt ook import uit verre

landen een rol. Bovendien kunnen de meeste producten thuis veel langer goed gehouden worden dan vroeger.

• De industrie kan de gebruiker werk uit handen nemen met 'gemaksvoedsel' ('convenience foods'). Dat is in z'n algemeenheid niet nieuw. Het oudste gemaksvoedsel is waarschijnlijk brood, en dat bespaart heel wat werk; weliswaar bakken sommige mensen nu thuis brood, maar in een 'automatisch' werkend apparaat, en het graan malen ze beslist niet zelf. Maar er zijn ook veel nieuwe producten op de markt gekomen. Denk aan gepasteuriseerde melk, die je niet meer hoeft te koken zodat je ook geen pan meer hoeft schoon te maken; snel-kokende rijst; kant-en-klare cakemix; voorbewerkte en gare groenten, uit blik of uit de diepvries; mayonaise en allerlei sauzen; soep uit een pakje of uit blik; kant-en-klare toetjes; en complete maaltijden die je alleen in de oven hoeft op te warmen. Over deze producten wordt heel verschillend gedacht. Sommige worden vrij algemeen gebruikt, andere vinden weinig aftrek en worden door verscheidene consumenten verafschuwd. Die persen liever zelf vruchten uit en maken zelf jam, custard en soep; en ze kopen zeker geen toebereide maaltijden. Gebruik van gemaksvoedsel is een kwestie van smaak, inkomen en levensstijl.

Prijs

De prijs van de meeste in de fabriek gemaakte levensmiddelen is relatief laag. In de eerste plaats zijn de moderne fabricageprocessen heel efficiënt. Bovendien betreft het overwegend producten die in grote hoeveelheden gemaakt worden en die de meeste mensen kopen. Dan is er een sterke concurrentie, die leidt tot lage prijzen; de supermarkten spelen daar een grote rol in.

Toch is het zo dat onbewerkte levensmiddelen meestal goedkoper zijn, maar dan moet je de eigen werktijd om die producten te bereiden en de kosten van je keuken niet meerekenen. Je krijgt dus meer als je bewerkte levensmiddelen koopt: een vaak aanzienlijke werkbesparing, maar ook gemakkelijke beschikbaarheid en langere houdbaarheid. De meeste mensen zijn niet bereid veel tijd te besteden aan bereiding en boodschappen doen.

Daar staat weer tegenover dat de fabrikanten ook producten ontwikkelen met een hogere toegevoegde waarde, want daar wordt meer op verdiend. Dat zijn dus een soort luxe producten, die relatief duur zijn. Een duidelijk voorbeeld is slagroom in een spuitbus, waar de verpakking meer kost dan de inhoud. Ook worden wel vrij dure nieuwigheden gelanceerd die bijvoorbeeld beter zouden smaken of andere voordelen bieden, vooral ten aanzien van de gezondheid van de eter. Dat is dus een soort illusieverkoop, maar ook die is lang niet altijd een succes. Als de kwaliteit de eerste keer tegenvalt, wordt de aankoop doorgaans niet herhaald.

We concluderen dat de industriële bewerking en wat daarmee samenhangt nationaaleconomisch gezien zeker voordelig is; vaak zal het privaateconomisch ook zo zijn, maar dat hangt van de gebruiker af.

Maatschappelijke gevolgen

Landelijk gezien zijn er natuurlijk nog andere dan economische aspecten van belang. Dit betreft onder meer de belasting van het milieu en de duurzaamheid van de voedselproductie, welke serieuze problemen kunnen geven. De hoofdoorzaak daarvan is eenvoudig dat we met zo veel mensen op een klein oppervlak leven, en het is daardoor erg moeilijk om wezenlijke verbeteringen te bereiken.

Milieubelasting. De meeste uitstoot van ongewenste stoffen vindt plaats bij de primaire productie. Land- en tuinbouw gebruiken veel kunstmest en bestrijdingsmiddelen. Hoewel al aardig wat bereikt is ter vermindering, vooral van het gebruik van pesticiden en soortgelijke bestrijdingsmiddelen, is verdere verbetering gewenst. De intensieve veehouderij zorgt voor nog grotere problemen. Behalve schapen, en in wat mindere mate melkkoeien, worden de dieren vooral gevoerd met geïmporteerd krachtvoer. Dat geeft grote mestoverschotten, die moeilijk op verantwoorde wijze zijn te verwerken. Dit alles leidt dus tot vervuiling van de bodem, het oppervlaktewater en de lucht; luchtvervuiling betreft vooral ammoniak (wat tot bodemverzuring leidt) en stank.

De levensmiddelenindustrie is niet sterk vervuilend. Ze is zuinig met grondstoffen en water, en afvalwater wordt direct ter plaatse gereinigd. Vroeger waren er vaak grote problemen met afvalwater en stank, vooral bij de aardappelmeelfabricage, maar die zijn nagenoeg opgelost door wettelijke maatregelen en strikte controle. Ook geven de fabrieken niet veel overlast – lawaai of stank – voor de woonomgeving.

Energieverbruik. De voorziening van de inwoners van ons land met voedsel kost veel energie. Een ruwe schatting van de direct verbruikte energie voor de voorziening van één persoon gedurende een jaar is:

primaire productie	8.000 MJ
fabricage	6.000 MJ
verpakking	2.600 MJ
transport en handel	900 MJ
in de huishouding	8.500 MJ

Dat is in totaal 26.000 MJ per jaar. Vaak wordt het vergeleken met de totale voor de mens opneembare energie die het voedsel heeft opgeleverd, dat is ongeveer 3.800 MJ. In andere woorden: er wordt 6,8 maal zo veel energie verbruikt als de productie oplevert. Overigens wordt de opneembare energie uiteindelijk vrijwel helemaal geleverd door directe zonnestraling op het gewas, welke in de berekeningen niet wordt meegenomen.

Er zijn grote verschillen tussen verschillende soorten voedsel en verschillende manieren van voedselvoorziening. Bij de primaire productie van voedselgrondstoffen in de akkerbouw is gemiddeld wat meer energie nodig dan de geproduceerde opneembare energie. Het betreft vooral mechanische arbeid en kunstmest. In de tuinbouw is de verhouding meestal groter, want de meeste producten hebben een hoog watergehalte. Bij de veehouderij ligt het nog veel hoger: de meeste dierlijke producten kosten 10 tot 20 maal de opneembare energie. Het energiegebruik na de primaire productie is meestal veel hoger, zoals blijkt uit het lijstje hierboven. Tabel 13.1 geeft een voorbeeld van de verschillen die daarbij kunnen optreden voor hetzelfde levensmiddel. Daaruit blijkt dat vooral luchttransport, diepvriezen en dure verpakkingen tot een hoog energieverbruik leiden. En als je doperwtjes wilt eten buiten het oogstseizoen, dan is de ingeblikte vorm het meest energiezuinige product.

Tot nu toe hebben we alleen gesproken over directe energie, maar je moet eigenlijk ook rekening houden met indirecte energie. De eerstgenoemde categorie is nogal duidelijk: gebruikte elektriciteit, gas en olie gedurende bewerkingen, koelen, transport, enz. Indirecte energie

Tabel 13.1 *De directe energie, in megajoules per kg eetbaar product, gebruikt bij de productie van eetklare doperwten op verschillende manieren. Gegevens ontleend aan J.M. Kooijman, Verpakken van Voedingsmiddelen, Kluwer Techniek, 1996.*

Vorm	Vers gekocht, lokaal geteeld	Vers gekocht, geïmporteerd	Diepgevroren, in karton	In stalen bus, 850 ml	In aluminium bus, 220 ml
Primaire productie	5,5	14[a]	4,5	4,5	4,5
Bewerking	-	-	7,0	4,9	4,2
Verpakking	0,9	8,5	3,3	6,5	30
Transport + handel	1,9	1,9	7,9	1,0	0,9
Bij de consument	0,9	0,9	5,1	0,3	0,3
Totale directe energie	9	25	28	17	40
Totale/opneembare energie[b]	4	10	12	7	17

[a] Inclusief transport naar ons land
[b] Opneembare energie is 2,4 megajoules per kg doperwten.

is nodig om de gebruikte materialen en werktuigen te maken. Dan is er bovendien nog afval, waarmee gebruikte energie verloren gaat; maar afval kan ook energie opleveren, bijvoorbeeld door verbranding. Maar het is erg moeilijk om de hoeveelheid indirecte energie te berekenen. Bijvoorbeeld: moet je het totale energiebeslag van een keuken, inclusief bouw, onderhoud, verwarming, meubilair en keukenapparatuur daarbij meenemen? Waarschijnlijk wel bij een institutionele keuken, maar niet in een gezinshuishouding. En nog veel lastiger is het om die indirecte energie op te splitsen over verschillende levensmiddelen. Het blijft dus bij ruwe schattingen, bijvoorbeeld gemiddeld 30% van de directe energie.

In de huishouding wordt heel wat energie gebruikt. Als je indirecte energie meerekent komt je gemiddeld zeker boven 10.000 MJ per persoon per jaar. Het hangt ook sterk af van de gezinsgrootte: hoe meer mensen hoe minder energie per persoon. Het meeste gaat op aan koken enz., koelen of invriezen, en schoonmaken (afwasmachine enz.). Bovendien is er natuurlijk nogal wat afval (zie Hoofdstuk 10). De fabriek is in het algemeen vrij wat zuiniger met energie dan de huishouding; restaurants en institutionele keukens juist minder.

Duurzame productie van voedsel zal een groot probleem worden. Dit betreft: vermindering van de kwaliteit van de landbouwgrond, in ons land primair door te intensief gebruik; schaarste aan goed drinkwater, wat op z'n minst inhoudt dat waterzuiveringskosten gaan toenemen; maar het belangrijkste is waarschijnlijk de komende uitputting van fossiele energie. In de klassieke land- en tuinbouw is zeker nog verbetering mogelijk, maar niet heel veel. Ook de voorziening met vis zal waarschijnlijk steeds moeilijker worden.

De grootste boosdoener is de intensieve veehouderij, vooral de vleesproductie. Die kost ongeveer 10 maal zoveel grond als de productie van een gelijke en gelijkwaardige hoeveelheid plantaardig voedsel, en dus ook veel meer kunstmest, bestrijdingsmiddelen en energie. Een extreem voorbeeld is biefstuk: de primaire productie van 1 kg kost bijvoorbeeld 250 megajoules aan energie, terwijl een kilo mager vlees ongeveer 7 megajoules voor de mens opneembare energie bevat. Het rendement van de productie van melk en eieren is heel wat beter, en ook moet je bedenken dat er nogal wat voor de mens ongeschikt voedsel aan het vee wordt gevoerd. Bovendien wil in het veenweidegebied van ons land vrijwel alleen gras goed groeien, en daar kun je dus eigenlijk alleen veehouderij bedrijven. Maar het lijkt onvermijdelijk dat de intensieve veehouderij in ons land (en elders) op den duur sterk zal moeten inkrimpen. Vandaar dat al veel onderzoek wordt gedaan aan de ontwikkeling van vlees vervangende levensmiddelen.

Verscheidene mensen verwachten veel van een verdere uitbreiding van de *biologische landbouw*. Die maakt in beginsel geen gebruik van kunstmest en uit de chemische fabriek afkomstige bestrijdingsmiddelen, wat de duurzaamheid van de productie bevordert. Maar hierbij moet bedacht worden dat de biologische landbouwers nu gebruik kunnen maken van het overschot aan dierlijke mest afkomstig van de 'gangbare' veehouderij. Die mest is dus voor een flink deel uiteindelijk afkomstig van kunstmest. Zonder zo'n mestoverschot zou de opbrengst per hectare nogal wat lager zijn dan die van de gangbare landbouw. Het is dus de vraag of biologische landbouw op den duur in staat zou zijn om voldoende goed voedsel te produceren.

Ethische aspecten. De huidige grootschalige en gemechaniseerde landbouw en veehouderij levert veel wrevel op: ontsiering van het platteland, stankoverlast en grove dieronvriendelijkheid. Vooral het laatste is een ethisch probleem: mogen wij mensen ons veroorloven zo met dieren om te gaan ter wille van het gewin? Dit betreft de praktijk van de 'bio-industrie', ofwel de intensieve veehouderij, vooral van kippen, varkens en vleeskalveren, die tot een erg onnatuurlijk leven zijn veroordeeld. Hoewel enkele erg scherpe kantjes er ondertussen wel af zijn, en er ook 'scharreleieren' worden geproduceerd, is het systeem nog steeds heel dieronvriendelijk. Verbetering is alleen te bereiken door wettelijke maatregelen gecombineerd met controle. Maar dat kan alleen in Europees verband, omdat anders de diervriendelijke, en dus duurdere productiewijze eenvoudig wordt weggeconcurreerd.

Gezondheidsaspecten

Na alles dat we besproken hebben in de hoofdstukken 6, 7 en 8 kunnen we hier erg kort over zijn. Het leidt geen twijfel dat de voedselveiligheid sinds het begin van de industrialisatie geweldig is verbeterd. De voedingswaarde van de fabrieksproducten is vrijwel altijd gelijk aan of beter dan het zelf bereide en/of geconserveerde voedsel. Vaak wordt gedacht dat reclame van de fabrikant, of menu's aangeprezen door de horeca, de mensen tot een ongezond eetpatroon verleiden, maar daar is weinig bewijs voor. Het lijkt er eerder op dat eenzijdig of overmatig eten te wijten is aan een veranderde levensstijl en aan de overvloedige beschikbaarheid van eten op elk moment van de dag en op heel veel plaatsen.

Onzekerheid

Overigens zijn heel wat consumenten er helemaal niet van overtuigd dat er weinig problemen zijn met de 'gezondheid' van ons voedsel. Er bestaat heel veel onzekerheid over de kwaliteiten van allerlei – vooral industrieel bereide – levensmiddelen. Een hoofdoorzaak is waarschijnlijk dat de meeste mensen geen idee meer hebben van wat er allemaal gebeurt met het voedsel tussen primaire productie en consumptie. In dit boek hebben we geprobeerd dat duidelijker te maken.

Een andere hoofdoorzaak is dat er te veel is. Er zijn letterlijk duizenden verschillende levensmiddelen en voedselingrediënten op de markt, en het assortiment verandert voortdurend. Steeds is er weer een 'verbeterd' product, of iets dat geacht wordt helemaal nieuw te zijn. Er is ook te veel informatie: reclame in de media, vermeldingen op de verpakking.

Verder is veel van die informatie min of meer misleidend. Je vindt geregeld een verhaal in de krant over een nieuwe ontdekking ten aanzien van voedselveiligeid of van de gezondheid bevorderende aspecten van een bepaald voedselbestanddeel, en vaak wordt dat later weer tegengesproken. En natuurlijk is er enkele malen per jaar een – meestal vermeend – voedselschandaal; er is kennelijk een zekere maatschappelijke behoefte aan schandalen en 'de media' spelen daar graag op in. Je ziet overigens in de hele samenleving een toenemend wantrouwen in de juistheid van overheidsmaatregelen, in de intenties van producenten van goederen, enz.

Bovendien is de hele problematiek niet bepaald eenvoudig, zoals de lezer in dit boek heeft kunnen zien, en het is dan ook niet verwonderlijk dat er zoveel onzekerheid bestaat over voedsel en voeding. De overheid en ook de levensmiddelenindustrie doen wel hun best om juiste gegevens te verstrekken. Dit betreft bijvoorbeeld de samenstelling van het product op de verpakking, maar het is erg lastig om dat op zodanige wijze te doen dat het begrepen wordt door de meeste consumenten, zonder de waarheid tekort te doen. Maatregelen om de voedselveiligheid te waarborgen worden steeds strikter, soms zelfs overdreven, allemaal om de consument er van te overtuigen dat alles in orde is. Aan de andere kant wordt niet alles gewantrouwd: vroeger werd bijvoorbeeld veel gepraat over vervalsing van levensmiddelen, maar daar hoor je zelden meer wat over.

Al met al zal het nog lang duren voor de onzekerheid van de consument grotendeels is weggenomen. Er zijn trouwens ook heel wat mensen die best met die onzekerheid kunnen leven.

Eetkwaliteit

Geur, smaak en consistentie van in de fabriek bewerkte levensmiddelen zijn vaak omstreden. Nu valt niet tegen te spreken dat voor vele soorten voedsel geldt, vooral voor vis, allerlei groenten en het meeste fruit: hoe verser hoe beter. Maar het huidige distributiepatroon heeft tot gevolg dat die producten tamelijk lang onderweg zijn voor ze de eter hebben bereikt. Verder is de behoefte aan geconserveerd voedsel heel sterk toegenomen.

De eetkwaliteit van geconserveerd voedsel is in het algemeen sterk verbeterd. Dit geldt onder meer voor melkproducten, vlees- en visproducten, en verscheidene groenten. Maar er zijn uitzonderingen. Vers brood bereid uit meel, water, gist en wat zout smaakt meestal uitstekend, maar het wordt gauw oudbakken, wat betekent dat de consistentie er op achteruit gaat. Het meeste brood bevat tegenwoordig toevoegstoffen die het oudbakken worden vertragen, maar dat gaat vaak ten koste van de smaak.

Maar veel producten die (ook) nog ambachtelijk worden bereid, bijvoorbeeld kaas, wijn en gebak, hebben nu ook een veel betere smaak dan vroeger, althans gemiddeld. Vroeger was de kwaliteit erg wisselend, van oneetbaar tot uitstekend. Maar de sterk toegenomen kennis van de factoren die de eetkwaliteit bepalen en van de technologische maatregelen die je moet nemen om de kwaliteit in de hand te houden, hebben tot grote verbetering geleid.

Toch kan de industriële bewerking ook nadelen hebben. In de eerste plaats is er vaak sprake van *smaakvervlakking*. De fabriek maakt massaproducten die daardoor weinig variatie in smaak vertonen. Voor veel, maar niet voor alle levensmiddelen geldt dan dat ze vervelen. Daarbij komt dat veel consumenten aan een bepaalde smaak gewend zijn geraakt en een verandering niet waarderen. De fabrikant krijgt dan vaak klachten (tevreden mensen reageren vrijwel nooit) en is dus geneigd de smaak zo constant mogelijk te houden. Vaak is het juist het moeilijkste om de allerbeste kwaliteit constant te houden en neemt hij dus genoegen met een wat mindere. Daarbij komt dat de voor de beste smaak nodige ingrediënten nogal eens de duurste zijn, zodat hij geneigd is daarop te besparen. Dit laatste kan trouwens evengoed gelden voor ambachtelijke bereiders en de horeca. Natuurlijk zijn er ook producenten die de eetkwaliteit, en dus een goede samenstelling, wel 'hoog houden'. Vaak is er dan ook een duidelijk verschil in kwaliteit – en prijs – tussen verschillende merken.

Een ander probleem betreft een vorm van *fysisch bederf*. Gedurende bewaring van fysisch inhomogene producten vindt uitwisseling plaats van smaakstoffen, water en andere stoffen, waardoor het levensmiddel min of meer homogeen van smaak wordt, en daardoor minder lekker. Dit is besproken in Hoofdstuk 9. Een deel van de slechte naam van sommige industrieel bereide levensmiddelen is waarschijnlijk aan dit verschijnsel te wijten. Overigens is het probleem de laatste jaren afgenomen, want fabrikanten zijn nu geneigd de 'ten-minste-houdbaar-tot-datum' zo te kiezen dat voor die tijd niet te veel uitwisseling van stoffen optreedt. Je merkt het vaak nog wel in brood, vooral als het in een plastic zak is verpakt: het contrast tussen de knapperige korst en de zachte kruim gaat dan binnen een dag verloren.

Overigens hebben de toegenomen welvaart en vrije tijd er de laatste decennia toe geleid dat meer en meer mensen de moeite nemen om zelf te koken en sommige levensmiddelen te maken, en ook om op zoek te gaan naar bijzondere ingrediënten (bijvoorbeeld via de beweging "Slow Food"). Je merkt dat onder meer aan de sterke toename van recepten in kranten en tijdschriften. Veel mensen gebruiken nu zowel allerlei fabrieksproducten als niet of minder bewerkte levensmiddelen, en weten daarmee hun culinaire genoegens te verhogen.

14 ECONOMISCHE KARAKTERISTIEKEN

In dit hoofdstuk bespreken we enkele economische aspecten van de voedselvoorziening en van de levensmiddelenindustrie in het bijzonder.

Het 'agrocomplex'

Hiermee bedoelen economen het geheel van de primaire productie door akkerbouw, tuinbouw en veeteelt, plus verwerking en afzet van deze producten, en wat er direct mee samenhangt (bijvoorbeeld regelgeving, kwaliteitscontrole, enz.). Zo gezien is dit de belangrijkste bedrijfstak van ons land. Ze gebruikt twee derde van het landoppervlak, omvat 10% van de arbeidsbevolking en levert 10% van het nationaal product. Het betreft niet alleen levensmiddelen: vooral de sierteelt (bloembollen, snij- bloemen, potplanten) is omvangrijk, ongeveer 1/7 van het agrocomplex. Daar staat dan tegenover dat de visserij niet wordt meegerekend.

Bij de verwerking spelen geïmporteerde grondstoffen een aanzienlijke rol. Dit betreft enerzijds koffie, thee, cacao en tropisch fruit, anderzijds grondstoffen voor de veevoerindustrie. Ongeveer 70% van het agrocom- plex hangt samen met export. Hoewel Nederland klein is en dichtbevolkt, is het toch één van de grootste exporteurs van levensmiddelen; ongeveer 80% van de export is naar EU-landen.

Het economische succes van het Nederlandse agrocomplex is aan een aantal verschillende factoren toe te schrijven. In de eerste plaats aan de gunstige geografische ligging die ons land tot een handelsknooppunt heeft gemaakt, maar ook de nabijheid van heel veel consumenten. Ten tweede de sterke concurrentiepositie, die enerzijds is toe te schrijven aan sterke concentratie van landbouwbedrijven, levensmiddelenfabrieken en handelaren, en anderzijds aan een hoog kennisniveau en toepassing van geavanceerde technologie in de hele sector. Dit heeft geleid tot hoge productiviteit in de landbouw, tot grote efficientie bij de oogst en de verwerking en tot een meestal goede kwaliteit van de eindproducten.

Toch begint Nederland een deel van zijn voorsprong te verliezen. De concurrentie door andere landen neemt toe; enerzijds omdat het kennis- niveau en de bedrijfsgrootte ook daar toenemen; en anderzijds door de liberalisering van de wereldhandel, als resultaat van de onderhande- lingen die de WTO (World Trade Organization) organiseert. Bovendien kampt vooral ons land met een toenemend ruimtegebrek en met strengere maatregelen ter bescherming van het milieu en voor natuurbehoud. Op wat langere termijn zal ook de energieschaarste een probleem worden.

De weg van het levensmiddel

Figuur 14.1 geeft heel schematisch en vereenvoudigd de weg van het levensmiddel, van de primaire productie en de import tot het gebruik en de export. De import omvat onder meer levensmiddelen, zowel bewerkte als verse producten. Maar een groot deel betreft veevoer of grondstoffen daarvoor; dit komt terecht bij de veehouderij. Ook op de boerderij wordt veevoer geproduceerd, wat in het algemeen op het eigen bedrijf wordt gebruikt (vandaar de gebogen pijl bij primaire productie). De meeste primaire grondstof wordt verwerkt door de levensmiddelenindustrie. Veel fabrieken maken ook halffabrikaten, die overwegend verkocht worden aan bedrijven die samengestelde levensmiddelen maken. Producten die niet in de fabriek verwerkt worden, zoals het grootste deel van groente en fruit, komen direct of via de groothandel bij de kleinhandel. Zoals al genoemd is er een flinke export en dat betreft voor een groot deel sterk 'veredelde' producten van dierlijke oorsprong, waaronder allerlei soorten vlees en zuivelproducten, en ook veel groenten.

Verreweg het meeste voedsel bereikt de consument via de supermarkt. Ahold, de holding die onder meer Albert Heyn omvat, is één van de grootste ondernemingen van ons land. De supermarkten hebben dan ook een heel grote invloed op het assortiment en de kwaliteit van

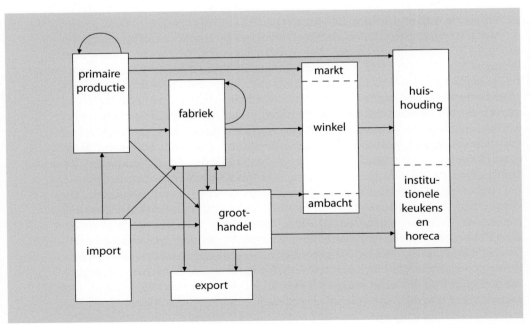

Figuur 14.1 *Globaal overzicht van de weg van primaire producten en levensmiddelen in ons land. Onvolledig.*

onze levensmiddelen, in feite groter dan de levensmiddelenindustrie. De hoeveelheid voedsel die niet in het huishouden wordt gegeten, maar in horecabedrijven of in kantines, bejaardentehuizen enzovoort, is sterk toegenomen; het betreft nu bijna een derde van het totaal. Heel weinig voedsel bereikt ons nog direct van de primaire producent; zelfs de kersen te koop in de boomgaard komen deels uit het buitenland. Anderzijds proberen bijvoorbeeld melkveehouders 'boerenzuivel' op hun boerderij te verkopen, maar dat is minder dan 1% van de totale verkoop van melk- en zuivelproducten.

Er gebeurt nog een boel dat niet in de figuur staat. Fabrieken hebben ook water nodig en energie, en bovendien allerlei hulpstoffen: verpak- kingsmateriaal, reinigingsmiddelen, soms vitaminepreparaten of andere toevoegstoffen, enz. Iets soortgelijks geldt voor het handelskanaal en de transportbedrijven. Verder wordt er op meerdere plaatsen afval geprodu- ceerd, dat soms weer tot veevoer wordt verwerkt. Het allerbelangrijkste is natuurlijk dat er mensen nodig zijn, vaak met heel specialistische kennis en vaardigheden, om dat allemaal voor elkaar te krijgen en om te controleren of de producten aan de gestelde eisen voldoen.

Figuur 14.1 is een soort stroomdiagram, maar geeft niet aan hoe groot de verschillende stromen zijn. Dat verschilt sterk per productgroep en bovendien is het helemaal niet zo makkelijk om een kwantitatief diagram op te stellen, want allerlei grondstoffen worden gesplitst en bewerkt, wat veranderingen in gewicht en in geldswaarde meebrengt. We geven hier een voorbeeld voor groente en fruit, waarvoor de gegevens vrij ondubbelzinnig zijn; in miljoenen tonnen per jaar (2004) is dat:

primaire productie in ons land	4,5
import	3,2
export	5,2
dus beschikbaar in ons land	2,5
daarvan gaat naar de fabriek	0,7
en naar de detailhandel	1,5
en naar grootverbruikers	0,3

Hieruit kun je berekenen dat er per persoon per dag ongeveer 430 gram groente en fruit beschikbaar is en dat ruim een kwart daarvan je na industriële bewerking bereikt. Via de fabriek krijgen we bijna 100% van melk- en zuivelproducten, margarine, 'pasta' en allerlei samengestelde levensmiddelen; van brood ongeveer de helft, maar het daarvoor nodige meel voor vrijwel 100%; van vlees ongeveer een kwart in de vorm van vleesproducten; van aardappels ruim de helft (aardappelmeel, voorge- bakken patates frites, enz.).

De levensmiddelenindustrie

Het *economisch belang* van deze industrie is groot. Volgens gegevens van het Centraal Bureau voor de Statistiek was in 2004 de bruto productie-waarde 46 miljard euro, dat is 21% van de totale industriële productie. Daarmee is het de grootste industriebranche van ons land. Het betreft 4.825 bedrijven, die samen 123.000 werknemers hebben (omgerekend op voltijds banen), wat neerkomt op 16% van alle industriële werkne-mers. Gemiddeld zijn dat er 26 per levensmiddelenbedrijf, wat betekent dat er (nog) veel kleine, ambachtelijke bedrijven zijn. Het aantal bedrijven met meer dan 100 werknemers is 255, met gemiddeld 297 werknemers. Er zijn trouwens grote verschillende tussen de verschillende branches. Bijvoorbeeld: in de branche genoemd "margarine, oliën en vetten" zijn er 25 bedrijven, met in totaal 2.200 werknemers (dus gemiddeld 88 per bedrijf) met een totale productiewaarde van 3,1 miljard euro; in de branche "brood, beschuit, banket en koek" zijn die getallen 3740 bedrijven met 39.000 werknemers (gemiddeld 10), productiewaarde 2,4 miljard euro.

Overigens is de tendens dat de bedrijven steeds groter worden. Fusies van ondernemingen worden meestal gevolgd door het sluiten van een deel van de bedrijven en het uitbreiden van de capaciteit van andere. Voortgaande schaalvergroting, mechanisering en automati-sering leiden tot inkrimpen van het personeelsbestand, maar ook tot het aanstellen van hoger opgeleide mensen. Verder worden meer en meer niet branchespecifieke werkzaamheden uitbesteed, zoals transport van grondstoffen en producten.

De gemiddelde toegevoegde waarde bedroeg in 2004 voor de gehele industrie 28% van de bruto productiewaarde. Voor de levensmiddelen-industrie was dit ongeveer 24%, wat overeenstemt met het percentage in de overige procesindustrie. De toegevoegde waarde verschilt nogal tussen verschillende soorten levensmiddelen, bijvoorbeeld: margarine en vlees 12%; zuivel 14%; brood en banket etc. 41%; bier 53%. Er zijn ook verschillen tussen bedrijven in dezelfde sector. Sommige 'de gezond-heid bevorderende' producten scoren relatief hoog. Maar in het algemeen worden er in de levensmiddelenindustrie en -handel geen buitensporige winsten gemaakt. Overigens komt vaak maar een klein deel, meestal niet meer dan 30% van de verkoopprijs van een levensmiddel ten goede aan de primaire producent, zoals al werd opgemerkt in Hoofdstuk 2.

Een andere karakteristiek van de levensmiddelenindustrie is de grote verscheidenheid in grondstoffen, in typen gemaakte producten, in soorten bewerkingen, en in de manier van verkopen en bewaren. Bovendien moeten de producten aan een aantal heel verschillende kwali-teitscriteria voldoen, waaronder veiligheid voor de consument, wat een scherpe controle nodig maakt. Dit alles betekent dat hoge eisen worden gesteld aan het personeel.

Enkele mondiale aspecten

In Tabel 14.1 wordt een overzicht gegeven van de wereldproductie en -export van een aantal belangrijke groepen levensmiddelen, en daaruit blijkt dat de *wereldhandel* omvangrijk is. Graan is verreweg het grootste exportproduct, maar graan is dan ook wereldwijd verreweg het belangrijkste levensmiddel. Meer dan 60 % van de droge stof in alle voedsel komt uit graan. In Europa bestond al honderden jaren geleden een levendige internationale graanhandel. Ook werden al lang producten uit tropische landen geïmporteerd, zoals koffie, thee, cacaobonen en allerlei specerijen; dit waren overwegend producten met een zeer hoge waarde per kilogram. Wat later zijn daar oliehoudende zaden (sojabonen, pinda's) en palmolie bij gekomen. Een substantiële import van groente en fruit is van de laatste tijd.

De omvang van de export hangt natuurlijk ook af van de houdbaarheid van het product. Verse melk leent zich niet voor transport over een lange afstand, te meer omdat ze voor zeven achtste deel uit water bestaat. Maar allerlei melk- en zuivelproducten (kaas, melkpoeder, gecondenseerde melk enz.) worden wel geëxporteerd, zoals enigszins blijkt uit Tabel 14.2. Deze tabel vermeldt niet de internationale handel binnen een werelddeel, en die kan groot zijn. In Nederland wordt zo'n 60% van de geproduceerde melk op enigerlei wijze uitgevoerd. En uit de tabel kun je halen dat ook in Australië en Nieuw Zeeland, effectief de enige melkproducenten van Oceanië, 60% van de melkproductie voor exportproducten is bestemd.

Tabel 14.1 *Wereldwijde productie en export van enkele agrarische producten in 2004. Gegevens van de FAO.*

Productgroep	Productie (miljoen ton)	Export (miljoen ton)	Percentage geëxporteerd
Granen	2.268	275	12
Peulvruchten	61	9	15
Aardappelen	331	9	3
Groenten	750	38	5
Fruit	633	70	11
Vlees	260	28	11
Verse melk	622	7	1
Koffie	8	6	73
Cacaobonen	4	3	70
Thee	3,3	1,6	48

Tabel 14.2 *Productie en consumptie van melk- en zuivelproducten, alles omgerekend op kg melk verbruikt voor de bereiding, in 2003. Gegevens van de FAO en het Centraal Bureau voor de Statistiek.*

Werelddeel	Productie (miljard kg)	Consumptie (miljard kg)	Bevolking (miljoen)	Consumptie in kg per persoon
Europese unie[a]	127	118	380	308
Overig Europa	91	86	346	248
Afrika	30	36	851	42
Azië	196	211	3.823	55
Oceanië	25	10	32	302
Noord-Amerika	101	106	507	210
Zuid-Amerika	47	46	362	128
Wereld	617	613	6.301	97

[a] Toen nog 15 lidstaten.

Ook de *levensmiddelenindustrie* is snel aan het internationaliseren. Vrijwel alle grotere ondernemingen hebben nu vestigingen in meerdere landen en sommige heel grote zijn echte 'internationals'. Dit heeft tot duidelijk sterkere concurrentie geleid en het verkrijgbare assortiment is aanzienlijk vergroot. Nu ook supermarktconcerns bezig zijn te internationaliseren, neemt de concurrentie nog meer toe, wat lagere prijzen oplevert voor heel wat producten. Het zal nog moeten blijken in hoeverre de kwaliteit van de levensmiddelen gehandhaafd kan worden.

Tabel 14.2 laat ook al zien dat er mondiaal gezien grote verschillen bestaan in het gebruik van bepaalde producten. Maar er zijn nog veel grotere verschillen tussen landen in de *voedselvoorziening*. Een voorbeeld is gegeven in Tabel 14.3, waar het gemiddelde voedselpatroon in een rijk land vergeleken wordt met dat in een erg arm land. Vooral de verschillen in de consumptie van aardappels, cassave, fruit, melk, vet, suiker en vlees zijn heel groot. Ook krijgt de gemiddelde Zambiaan te weinig opneembare energie: dat zou minstens 10 megajoule moeten zijn. Bovendien komt verreweg de meeste energie uit koolhydraten. Dat brengt mee dat de opname van vet en eiwit te laag is; bovendien is de kwaliteit van het eiwit niet erg hoog. Ook zullen nog allerlei andere nutriënten te laag zijn, bijvoorbeeld calcium en sommige vitaminen.

Zo zijn er nog heel wat landen waar de meeste inwoners ondervoed zijn en aan gebreksziekten lijden. Hier en daar wordt vooruitgang geboekt, bijvoorbeeld in India, maar vooral in Afrika nog nauwelijks. In principe is het zonder meer mogelijk om voldoende goed voedsel te produceren voor de hele wereldbevolking, maar egoïsme en andere politieke en sociale factoren verhinderen dat dit wordt gerealiseerd.

Tabel 14.3 *Beschikbaarheid van levensmiddelen in kg per inwoner per jaar in Nederland en Zambia in 2003. Ook is de beschikbare energie gegeven in megajoules per persoon per dag, uitgesplitst (in procenten) over de verschillende energie leverende stoffen. Gegevens van de FAO.*

Levensmiddel	Nederland	Zambia
Aardappelen	87	1
Cassave	0	84
Fruit	182	9
Graan	103	154
Groente	73	22
Melk	383	6
Oliën en vetten	26	2
Peulvruchten	2	2
Suiker	52	18
Vis	24	7
Vlees	67	12
Energie (MJ/dag)	14,6	8,5
koolhydraten (%)	49	76
vet (%)	34	11
eiwit (%)	11	10
alcohol (%)	5	3

15 DE ROL VAN DE OVERHEID

Beknopt gezegd heeft de overheid de taak om op maatschappelijk verantwoorde wijze de voorwaarden te scheppen voor het voorzien van de bevolking met voldoende, goed en veilig voedsel. De overheid doet dit overwegend op een indirecte manier: realiseren van een goede infrastructuur; voorzien in economische en wettelijke randvoorwaarden; zorgen voor scholing en voorlichting; stimuleren van onderzoek en innovatie; enz.

Voedselvoorziening

Voedselzekerheid. Tot zo'n 20 jaar geleden heeft de rijksoverheid het zeker stellen van de voorziening van de inwoners met voldoende voedsel als een belangrijke taak gezien. Dat hield onder meer in dat het land zelf zonodig voldoende voedsel zou kunnen produceren. Na afloop van de tweede wereldoorlog wilde ze aanvankelijk ook de prijs van het voedsel laag houden en bovendien de boeren een redelijk inkomen garanderen. Tegenwoordig zijn die doelstellingen deels verlaten. De overheid vertrouwt er nu op dat de vrije marktwerking voor voedselzekerheid zorgt. Ook worden maatregelen zoals subsidies die de prijs van het voedsel laag houden, of invoerheffingen die de landbouwers beschermen, steeds minder toegepast, vooral onder druk van de WTO (World Trade Organization).

Dit neemt niet weg dat de overheid dient te zorgen voor een goede *infrastructuur* om de voedselvoorziening mogelijk te maken. Dit betreft niet alleen de materiële infrastructuur, in de vorm van wegen, havens enz., maar ook immateriële. De overheid bevordert bijvoorbeeld scholing en onderzoek op het gebied van landinrichting, landbouw, visserij, verwerking van grondstoffen tot producten enz. En dan zijn er nog heel veel maatregelen en wettelijke voorschriften die niet speciaal op de voedselvoorziening slaan, maar die in het algemeen nodig zijn om de landelijke economie gezond te houden.

Ongewenste *maatschappelijke* consequenties van de voedselproductie zijn in dit boek al enkele malen besproken. Verbetering van milieuhygiëne, duurzame productie van voedsel, inrichting van het platteland en dierenwelzijn is dan ook gewenst. De overheid neemt daartoe allerlei maatregelen, vooral in de vorm van wettelijke normen en regels, om die verbeteringen te bevorderen. Vooral voor de milieuhygiëne is er al veel bereikt, voor de overige gebieden veel minder. Een ander aspect betreft de arbeidsomstandigheden, vooral de veiligheid, van het personeel in fabrieken, supermarkten enz.

Eerlijkheid in de handel

In vroeger tijden was het een belangrijke taak van de overheid om te zorgen dat de klant niet bedrogen werd. Bedriegen kan op allerlei manieren, op z'n simpelst door te weinig af te wegen of te meten. Veel vaker was er sprake van vervalsing, bijvoorbeeld iets heel anders leveren dan gezegd werd, ofwel "iemand knollen voor citroenen verkopen". Dat laatste moet je niet te letterlijk nemen (het zou vast niet lukken), maar wat wel voorkwam was margarine als boter verkopen, limonade (gemaakt van water, suiker en smaak- en kleurstoffen) vruchtensap noemen, of oud vlees vers doen lijken door het met sulfiet te bestrooien. Wat verreweg het meeste gebeurde was in samengestelde levensmiddelen besparen op dure bestanddelen en daar goedkope voor in de plaats te geven. Bijvoorbeeld: water bij de melk, een erg geliefde bezigheid in het voorindustriële tijdperk; te veel vocht in kaas, ham en allerlei andere producten; varkensvlees in rundergehakt; witte bonen in amandelspijs; plantaardig vet in roomijs; enz.

De overheid bestreed deze oneerlijkheid door de samenstelling van veel levensmiddelen, gekoppeld aan een voorgeschreven productnaam, wettelijk voor te schrijven. Dit heeft veel succes gehad. Toch is de overheid hier voor een goed deel van afgestapt. Het is nu voorgeschreven dat alle ingrediënten vermeld moeten worden, in volgorde van afnemende concentratie, waarop wordt gecontroleerd. Voor het overige wordt er voor de meeste levensmiddelen op vertrouwd dat de samenstelling de kwaliteit van het product bepaalt en dat de mondige consument die kwaliteit kan waarnemen. De vrije markt moet er dan voor zorgen dat de klant krijgt waar hij of zij recht op heeft. Echte vervalsing komt inderdaad nauwelijks meer voor, wat overigens niet betekent dat altijd de volledige samenstelling is vermeld.

Wat wel op grote schaal voorkomt zijn ongefundeerde, of zelfs bedrieglijke claims dat een levensmiddel bepaalde kwaliteiten heeft, vooral ter bevordering van de gezondheid van de consument. Wettelijke en andere maatregelen tegen het verbreiden van zulke ongefundeerde informatie hebben tot nu toe betrekkelijk weinig resultaat. Hopelijk zal EU-wetgeving over gezondheidsclaims daar verbetering in brengen.

Volksgezondheid

Het bevorderen van de gezondheid van de bevolking wordt algemeen gezien als een essentiële taak van de overheid. De invloed van voedsel en voeding op de gezondheid is groot, zoals uitgebreid is besproken in de hoofdstukken 6 tot 8. De taken van de overheid vallen in twee groepen uiteen.

Ten aanzien van de *voedselveiligheid* speelt de overheid de hoofdrol. In de eerste plaats worden wettelijke maxima vastgesteld voor de aanwezigheid van schadelijke organismen of stoffen in heel veel levensmiddelen. Verder wordt voorgeschreven hoe de producenten en handelaren een goede en gewaarborgde hygiëne moeten realiseren. Dit omvat voorschriften voor de organisatie van de bewerking, voor de inrichting van bereidingslokalen, voor het gebruik van reinigingsmiddelen, enz.; zie ook Hoofdstuk 5, onder Kwaliteitszorg. Ten slotte wordt er op de uitvoering van het een en ander gecontroleerd. Bij afwijkingen kunnen strafmaatregelen worden genomen, zoals het opleggen van boetes, uit de handel nemen van een partij of zelfs sluiting van een bedrijf. Het geheel is gericht op vergaande risicobeheersing. Veel mensen, zowel leken als deskundigen, zijn van mening dat de regelgeving te streng is; zij vinden sommige maatregelen onevenredig duur en betuttelend, zonder dat ze wezenlijk bijdragen aan de verbetering van de volksgezondheid. Maar andere mensen zijn van mening dat elk risico zou moeten worden uitgebannen. Dit is in feite onmogelijk, al was het alleen maar omdat de meeste problemen tegenwoordig ontstaan in de huishouding en niet bij de productie en de verhandeling van levensmiddelen; zie hiervoor Hoofdstuk 8.

Ten aanzien van de gewenste *samenstelling van de voeding* stelt de overheid zich veel meer afhoudend op. Het zou dan ook wel erg ver gaan om consumenten voor te schrijven wat ze moeten kopen of om de levensmiddelenindustrie voor te schrijven welke producten ze mogen maken en in welke samenstelling. De overheid beperkt zich voornamelijk tot het geven van voorlichting, vooral betreffende de gewenste samenstelling van de voeding en van het voedingsgedrag (bijvoorbeeld ter vermijding van overgewicht). Verder moet op de meeste verpakte levensmiddelen de nutriëntensamenstelling worden gegeven, evenals de energie-inhoud. Ten bate van mensen die overgevoelig zijn voor bepaalde stoffen in levensmiddelen, moet de aanwezigheid van zulke stoffen worden vermeld. Het is trouwens helemaal niet gemakkelijk om correcte en voor vrijwel alle consumenten begrijpelijke informatie te geven.

De overheid heeft zich dus teruggetrokken uit veel gebieden waar ze eerst regelend optrad. Dat hangt onder meer samen met de vrij algemene opvatting dat het voorzien van de bevolking met goederen veel meer aan de vrije markt overgelaten moet worden. Anderzijds heeft de roep om risicobeheersing aanleiding gegeven tot een grote toeneming van het aantal regels en voorschriften. In feite zijn er nu meer wettelijke beperkingen dan vroeger. Ook wat dit betreft kan EU-wetgeving wellicht tot verbetering leiden.

Verder wijzen we er nog op dat de overheid ook een grote rol speelt in het geven en bevorderen van onderwijs op het gebied van voeding en gezondheid en het (doen) uitvoeren van wetenschappelijk onderzoek en het maken van risicoanalyses.

Welke overheid?

Met welke overheid hebben we te maken als het gaat om voedselvoorziening, voeding, gezondheidsaspecten, enzovoort? Op deze vraag is geen eenduidig antwoord te geven en bovendien is de situatie in de laatste tijden aanzienlijk veranderd. Je hebt met verschillende overheden te maken al naar de aard van de problematiek. We zullen er summier op ingaan.

We beginnen met de *Europese Unie*, die de hoofdrol speelt bij twee belangrijke beleidsterreinen. Al lang geleden is besloten dat het gebied van de *'landbouwpolitiek'* zaak is van de EU en niet van de lidstaten. Het gaat hierbij primair om economische aspecten met betrekking tot de primaire productie en de in- en uitvoer van voedsel(grondstoffen), quotering van de productie, heffingen, subsidies enz. Ook de internationale handel van levensmiddelen valt hieronder, waarbij bovendien rekening gehouden moet worden met overeenkomsten gemaakt in de WTO. Beslissingen worden genomen door de betreffende 'Raad van Ministers', meestal na lang en taai overleg. Het doel van deze beslissingen is meerledig: garanderen dat de primaire producenten, overwegend boeren en vissers, niet verarmen; het voorzien van de bevolking met voedsel tegen een redelijke prijs; bevorderen van de export; niet-EU-landen – vooral ontwikkelingslanden – de gelegenheid bieden hun producten tegen een redelijke prijs naar de EU te exporteren; enz. Het zal duidelijk wezen dat deze doeleinden gedeeltelijk tegenstrijdig zijn.

De landbouwpolitiek van de EU wordt zwaar bekritiseerd door sommige politici: 'de landbouw' slokt het grootste deel van het budget van de EU op, en dat geld komt alleen ten goede aan een paar procent van de Europese beroepsbevolking. Die kritiek is bepaald onterecht. De landbouw is verreweg het belangrijkste economische terrein waarover economisch-politieke maatregelen alleen door de EU worden genomen en niet door de lidstaten. Op verscheidene andere economische terreinen wordt ook subsidie gegeven of op andere wijze steun verleend, maar dat gebeurt meestal nationaal. Verder gaat het natuurlijk niet alleen om de belangen van de primaire producenten, maar ook om die van enkele andere bedrijfstakken; en bovendien heeft iedere inwoner van de EU belang bij goed en veilig voedsel tegen een redelijke prijs.

Het andere beleidsterrein waar de EU de hoofdrol speelt is de regelgeving met betrekking tot de *voedselveiligheid* en andere criteria waaraan levensmiddelen moeten voldoen. De door de EU vastgestelde regels voor veilig voedsel zijn bindend: de lidstaten moeten die in hun eigen wetten en regels opnemen. De meeste andere regels worden ook in de lidstaten ingevoerd. De EU zorgt niet voor de controle op de naleving van deze regels, maar schrijft wel voor hoe die controle uitgevoerd moet worden.

In ons land hebben we zeer overwegend te maken met de *rijksoverheid*. Die stelt alle wetten en nagenoeg alle regels vast. Verder zorgt ze voor de meeste uitvoerende taken. De ministers van Landbouw en van Volksgezondheid zijn verantwoordelijk voor de *Voedsel- en warenautoriteit* (VWA), die overigens in vrij grote mate zelfstandig is. De VWA is voortgekomen uit de vroegere Keuringsdiensten van Waren en de Rijksdienst voor de Keuring van Vlees en Vee. De hoofdtaak is controle op de veiligheid en enkele andere eigenschappen van levensmiddelen; het betreft zowel controle op eindproducten als op de procesvoering. Voor wat betreft de voorbereiding van de regelgeving op het gebied van voedselveiligheid leunt de overheid sterk op twee onderzoeksinstituten: het Rijksinstituut voor de volksgezondheid en de milieuhygiëne (RIVM) en het Rijkskwaliteitsinstituut voor land- en tuinbouwproducten (RIKILT). Verder speelt de Gezondheidsraad – een onafhankelijk adviesorgaan van de regering – daarbij een belangrijke rol, vooral sinds de vroegere Voedingsraad erin is opgenomen. De raad geeft adviezen betreffende voeding en gezondheid in ruime zin. Bovendien financiert de overheid de zelfstandige stichting 'Voedingscentrum', een organisatie die tot voornaamste taak heeft voorlichting te geven over voeding en gezondheid.

Lagere overheden hebben ook enkele taken op de in dit boek vermelde gebieden. De provincies bijvoorbeeld op het gebied van de milieuhygiëne, de gemeenten onder meer ten aanzien van het navolgen van de 'drankwet'. Ons land kent bovendien zogenaamde publiekrechtelijke bedrijfsorganen. Dit betreft tegenwoordig de productschappen voor specifieke groepen producten, bijvoorbeeld zuivel, vee en vlees, akkerbouwproducten, enz. Deze worden door de bedrijfstak ingesteld en hebben een bestuur dat werkgevers en werknemers omvat, zowel van de primaire producenten als van de verwerkers. De taken zijn hoofdzakelijk van sociaal-economische aard. De productschappen kunnen allerlei regels uitvaardigen, zoals het opleggen van heffingen voor omschreven doelen, maar die behoeven goedkeuring door de rijksoverheid. De invloed van deze organen is langzamerhand verminderd.

Al met al hebben producenten, bewerkers, handelaars enzovoort te maken met een groot aantal instanties die verplichtingen opleggen of er op toezien dat die verplichtingen worden nagekomen. Hoewel er veel aan is gedaan om dat allemaal wat te vereenvoudigen, geeft het nog steeds heel wat rompslomp. Maar belangrijker is dat we kunnen beschikken over veilig voedsel tegen een redelijke prijs en van goede kwaliteit, en dat is voor een groot deel gerealiseerd.

EPILOOG

Het zal de lezer van dit boek nu duidelijk zijn dat 'Voedsel en Voeding' een erg veelomvattend en ingewikkeld onderwerp is. We zullen nog eens kort samenvatten waarom dat zo is. In de eerste plaats kun je heel veel sterk verschillende dingen eten en die kunnen meestal ook nog op verschillende manieren worden toebereid. Verder is vrijwel al ons voedsel afkomstig van levende organismen – planten, dieren, microben – en levende materie is nu eenmaal bijzonder ingewikkeld en onderhevig aan bederf. Dan moeten levensmiddelen aan een hele serie, ten dele tegenstrijdige eisen voldoen: lage prijs, aantrekkelijk uiterlijk, goede smaak, lange houdbaarheid, gebruiksgemak, veiligheid, enz. Onze voeding moet bovendien onze gezondheid niet schaden en liefst bevorderen, wat afhangt van de samenstelling, de gegeten hoeveelheid, de afwezigheid van schadelijke stoffen en organismen, enz. Verder moeten productie en afzet van ons voedsel geen ongewenste maatschappelijke of ethische gevolgen hebben. En ten slotte denken mensen heel verschillend over veel van deze aspecten en velen zijn er nogal emotioneel bij betrokken, vooral als het om voeding en gezondheid gaat.

Zoals we al eerder stelden is het dan ook niet zo verwonderlijk dat er nog veel onzin wordt beweerd over voedsel en voeding. De auteurs hebben de hoop dat dit boek er aan bijdraagt dat er wat meer begrip komt en een wat evenwichtiger behandeling in de media. Het zou ook goed zijn als er meer aandacht aan de hier besproken zaken wordt besteed in allerlei schoolopleidingen, bijvoorbeeld als onderdeel van Biologie en bij Maatschappijleer.

Dan willen we er nog op wijzen dat er voortdurend veranderingen in de maatschappij optreden die invloed hebben op de productie en het gebruik van voedsel. De eisen aan en de voorkeuren voor levensmiddelen veranderen met nieuwe inzichten in voedingsleer, toxicologie, medische wetenschappen e.d., en ook met veranderingen in leef- en eetpatroon. De eisen waaraan de primaire productie en de bewerking van voedsel moeten voldoen hangen af van veranderingen in de kosten van energie en arbeid, milieu-eisen, arbeidsvoorwaarden, enz. Ook veranderen de beschikbaarheid, de kwaliteit of de prijs van allerlei grondstoffen geregeld. En er komen bovendien nieuwe technologische mogelijkheden ('innovaties') en nieuwe inzichten in eigenschappen van levensmiddelen die resulteren in kostenverlaging van de procesvoering of tot veranderingen in het assortiment en de kwaliteit.

Al met al zullen we ons dus steeds moeten blijven inspannen om er voor te zorgen dat er voldoende, goed voedsel is voor iedereen, onder aanvaardbare maatschappelijke en economische voorwaarden. Mensen van allerlei slag en met allerlei opleiding werken daaraan en meestal met plezier. Want in het algemeen is de problematiek boeiend en zijn de resultaten van belang voor de maatschappij.

WEBSITES

Veel gestelde vragen en antwoorden over voedsel en voeding (site van Wageningen UR):

http://www.food-info.net/voedselnet.htm

De site van het Voedingscentrum:

http://www.voedingscentrum.nl/voedingscentrum/

De RIVM site over Voedsel en Voeding:

http://www.rivm.nl/vtv/object_class/atl_voedvoed.html

RIVM rapport Ons eten gemeten:

http://www.rivm.nl/bibliotheek/rapporten/270555007.html

Over voedsel in relatie tot het milieu:

http://www.milieucentraal.nl/pagina?onderwerp=Voeding

De site van het Ministerie VWS

http://www.minvws.nl/dossiers/voedsel/

De site van het Ministerie voor Landbouw, Natuur en Voedselkwaliteit (LNV):

http://www9.minlnv.nl/

De site van de Voedsel en Waren Autoriteit (VWA):

http://www2.vwa.nl

Een site over allergie:

http://www.allergie.wur.nl/index.html

TREFWOORDENREGISTER

Printed in the United States
by Baker & Taylor Publisher Services